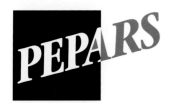

JN095148

【ペパーズ】
編集企画にあたって…

　過去には新しい分野として認識されていた形成外科が，基本診療科の1つとして認められるまでに成長してきたことに対して，マイクロサージャリーが大きく寄与していることに異を唱える医師はいないでしょう．頭頸部再建，切断指再接着，はては生体肝移植などにおいて，マイクロサージャリーの技術はそれまでの治療方法，治療結果を大きく変えてきました．では，マイクロサージャリー（顕微鏡下手術）で何をやっているのかと言えば，ほとんどは血管吻合と神経縫合です．基礎という言葉が1つの体系におけるベース，基本的なこと，という意味合いであれば，マイクロサージャリーの基礎とは，血管吻合，神経縫合の手順説明で終了であり，電化製品の取扱説明書と同じになってしまいます．かつて私がマイクロサージャリーの練習をしている時に，「血管吻合は医師がするのではなく，技師が担当するようになる．」と言う声を聞いた覚えがあります．しかしながら現在，相変わらず医師が顕微鏡下で手術を行っています．何故でしょうか．血管・神経・リンパ管の選択に関する術前の検討，手術時のマイクロサージャリーに至るまでの準備，患者によって変化する状況に応じてようやくマイクロサージャリーに至るわけですから，あらゆる事項が頭に入っている必要があります．私はこれがマイクロサージャリーの基本だと思います．したがって，本特集では，頭頸部再建や切断指など，その状況に応じたマイクロサージャリーの基本となることを各執筆者に記載して頂きました．これらの稿では，執筆者に微に入り細に入り，執筆者のコツも含めてもらいました．日常的にマイクロサージャリーを行っている医師にも，自分が行っている方法との異同を感じてもらえれば，また面白みが増すのではないでしょうか．

　一方で，手術顕微鏡に替わる機器として外視鏡を利用したマイクロサージャリーが普及し始めています．嘗て，内視鏡を用いてモニターを見ながら血管吻合を行う，といったことが試みられていましたが，画像の不鮮明さから実現しませんでした．しかし，4K システムの開発以来，3D 眼鏡を用いれば，問題なく血管吻合ができる時代となりました．まだまだロートルのマイクロサージャンの肩こりと腰痛を減らす程度にしかみられていない部分もあり，今後どのような形で残っていくのかわかりませんが，これからマイクロサージャンを目指す医師にとっては，手術顕微鏡と外視鏡を同時にマスターすべきことと思いますので，その領域の項目も設けました．

　「悉く書を信ずれば則ち書無きに如かず」という孟子の言葉もありますように，若手，ベテランに係わらず，ある種の批判精神を持って本特集である，「マイクロサージャリーの基礎をマスターする」，を楽しんでもらえればと思います．

2021 年 10 月

多久嶋亮彦

KEY WORDS INDEX

WRITERS FILE

ライターズファイル（五十音順）

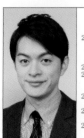

市川 佑一
（いちかわ ゆういち）

2010年	順天堂大学卒業
	都立多摩総合医療センター救急・総合診療科，初期研修医
2012年	同センター救急科
2013年	New York Kaplan international colleges 留学
2014年	順天堂大学医学部形成外科学講座入局
2016年	静岡がんセンター再建・形成外科
2018年	順天堂大学医院形成外科，助手

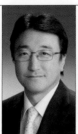

多久嶋亮彦
（たくしま あきひこ）

1986年	熊本大学卒業
	同大学皮膚科入局
1988年	東京大学形成外科入局
1993年	焼津市立総合病院形成外科，医長
1998年	東京大学形成外科，助手
2003年	杏林大学形成外科，助教授
2008年	同，臨床教授
2013年	同，教授

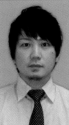

森重 侑樹
（もりしげ ゆうき）

2011年	順天堂大学卒業
	同大学医学部附属浦安病院で初期臨床研修
2013年	同大学医学部附属順天堂医院呼吸器外科入局
2014年	杏林大学医学部付属病院形成外科科入局
2016年	東京西徳洲会病院形成外科
2017年	埼玉医科大学総合医療センター形成外科，助教
2019年	杏林大学医学部付属病院形成外科，助教

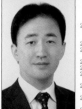

梅川 浩平
（うめかわ こうへい）

2003年	東京大学卒業
	同大学医学部付属病院 形成外科・美容外科研修医
2004年4月	堀ノ内病院，医員
2006年4月	獨協医科大学病院形成外科，レジデント
2007年4月	同，助教
2008年4月	中頭病院形成外科
2009年4月	獨協医科大学形成外科学，助教
2012年4月	同大学日光医療センター形成外科，助教
2013年1月	足利赤十字病院形成外科，副部長
2014年4月	獨協医科大学形成外科学，助教
2018年4月	同，講師

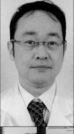

兵藤 伊久夫
（ひょうどう いくお）

1994年	産業医科大学卒業
	中部ろうさい病院初期研修
1995年	名古屋大学形成外科入局
	中部ろうさい病院形成外科研修
1996年	名古屋大学形成外科，医員
1997年	愛知県がんセンター，整形外科レジデント
1999年	癌研究会附属病院整形外科，医員
	名古屋大学形成外科，医員
2001年	愛知県がんセンター中央病院頭頸部外科，医長
2008年	同病院形成外科，部長
2021年	産業医科大学形成外科，助教

矢野 智之
（やの ともゆき）

2000年	東京医科歯科大学卒業
	同大学形成外科入局
2002年	北海道大学形成外科，医員
2003年	国立がんセンター東病院頭頸科レジデント
2006年	同病院形成外科
2007年	東京医科歯科大学形成外科，医員
2013年	横浜市立みなと赤十字病院，副部長
2016年	ベルギー，ゲント大学形成外科，フェロー
2019年	がん研有明病院形成外科，部長

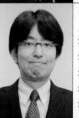

門田 英輝
（かどた ひでき）

1998年	九州大学耳鼻咽喉科
2000年	九州がんセンター頭頸科
2002年	国立がんセンター東病院頭頸科
2008年	九州大学病院耳鼻咽喉科
2009年	佐世保共済病院耳鼻咽喉科
2011年	沖縄県立中部病院形成外科
2014年〜	九州大学病院形成外科，准教授

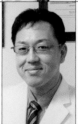

松田 健
（まつだ けん）

1996年	大阪大学卒業
	大阪形成外科入局
1999年	兵庫医科大学耳鼻咽喉科形成外科診療班，医員
2001年	飯田市立病院形成外科
2002年	大阪労災病院皮膚科形成外科診療班
2005年	大阪大学医学部，助手
2007年	同，助教
2007〜09年	豪州 Bernard O'Brien Institute of Microsurgery，リサーチフェロー
2009年	大阪大学医学部，学部内講師
2012年	同，講師
2013年	兵庫県整形病院，医員
2014年	新潟大学形成外科，准教授
2015年	同，教授

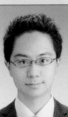

山本 匠
（やまもと たくみ）

2007年	東京大学卒業
	虎の門病院，外科レジデン
2009年	東京大学形成外科
2011年	International Society of Lymphology, Young Lymphologist Asia Officer
2014年	東京大学形成外科，副科長
2015年	東京都立墓東病院形成外科，科長
	International Society of Lymphology, Auditor
2017年	国立国際医療研究センター形成外科，診療科長
	International Society of Lymphology, Faculty
2018年	国立国際医療研究センター国際リンパ浮腫センター・センター長
2019年	International Society of Lymphology, Executive Committee

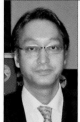

五谷 寛之
（ごたに ひろゆき）

1988年	大阪市立大学卒業
1995年	同大学大学院医学研究科博士課程修了
1996年	フランスナンシー医科大学，フランス手の外科研究所留学
1998年	大阪市立大学大学院医学研究科，助手
2002年	同，講師
2009年〜	大阪市立大学医学部臨床教授兼任
2013年〜	静岡理工科大学手外科微小外科領域先端医工学講座主任教授兼任
2015年〜	大阪掖済会病院副院長（現上席）兼手外科マイクロサージャリーセンター，センター長
2018年	日本マイクロサージャリー学会副理事長（〜9），同会長
2024年	日本四肢再建創外固定学会会長（予定）

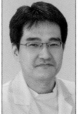

宮本 慎平
（みやもと しんぺい）

2001年	東京大学卒業
	同大学形成外科入局
2002年	東名厚木病院形成外科
2003年	杏林大学形成外科，助手
2007年	国立がんセンター東病院形成外科
2010年	国立がん研究センター中央病院形成外科
2018年	東京大学形成外科，講師

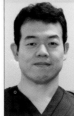

依田 拓也
（よだ たくや）

2004年	新潟大学卒業
2004〜06年	立川総合病院臨床研修
2006年	新潟大学整形外科入局
2007年	鶴岡市立荘内病院
2008年	長岡赤十字病院
2009年	佐渡総合病院
2010年	新潟大学医歯学総合病院高次救命災害治療センター，助教
2011年	新潟市民病院
2012〜13年	新潟手の外科研究所
2014〜17年	新潟大学地域医療教育センター，特任助教
2018年	同大学整形外科
2019年	同大学健康寿命延伸・運動器疾患医学講座，特任助教

CONTENTS

マイクロサージャリーの基礎をマスターする

編集／杏林大学教授　多久嶋亮彦

◆編集顧問／栗原邦弘　中島龍夫
　　　　　　百束比古　光嶋　勲
◆編集主幹／上田晃一　大慈弥裕之　小川　令

【ペパーズ】
PEPARS No.179/2021.11◆目次

「PEPARS®」とは Perspective Essential Plastic
Aesthetic Reconstructive Surgery の頭文字よ
り構成される造語．

形成外科領域雑誌　ペパーズ

PEPARS

No.159
2020年増大号

外科系医師必読！
形成外科基本手技30
―外科系医師と専門医を目指す形成外科医師のために―

編集／大阪医科大学教授　上田晃一

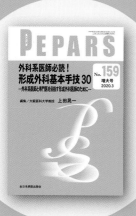

PEPARSのあの大ヒット特集が帰ってきました！
内容が**3倍**になって大幅ボリュームUP！
形成外科手技の**A to Z**を網羅した大充実の1冊です。

2020年3月発行　B5判　286頁
定価5,720円（本体5,200円＋税）

さらに詳しい情報と各論文のキーポイントはこちら！

全日本病院出版会
〒113-0033 東京都文京区本郷 3-16-4　Tel：03-5689-5989
www.zenniti.com　Fax：03-5689-8030

PEPARS No.179：1-8, 2021

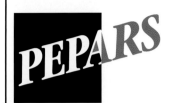

◆特集／マイクロサージャリーの基礎をマスターする

マイクロサージャリーの現在・過去・未来
—顕微鏡から外視鏡，そしてロボット手術へ—

門田 英輝*

Key Words：手術顕微鏡(surgical microscope)，外視鏡(exoscope)，手術用ロボット(surgical robotic system)，血管吻合専用ロボット(robotic system created for microsurgery)

Abstract 手術顕微鏡の開発から 60 年以上が経過し，その機能は大きく進化した．当初，手術顕微鏡の実用的な最高総合倍率は 25 倍ほどであったが，現在では最高総合倍率 77 倍の手術顕微鏡も存在する．
内視鏡や顕微鏡，モニターの性能向上に伴い，外視鏡手術も普及してきた．3D 眼鏡をかけてモニターを見ながら行う外視鏡手術では，広いワーキングスペース内で楽な姿勢での手術操作が可能となる．複数名で同一術野を共有できるメリットも大きく，若手医師や看護師の教育には最適である．
血管吻合専用ロボットの開発も進んでいる．オランダの MicroSure，イタリアの MMI の 2 社は血管吻合専用ロボットの開発に成功し，臨床応用を開始している．血管吻合に手術用ロボットを用いるメリットとして motion scaling 機能による手指の震え軽減等があり，1 mm 以下の血管やリンパ管の吻合では特に有用性が高いと思われる．九州大学でも独自の血管吻合専用ロボットの開発に取り組んでおり，2024 年の製造販売を目指している．

はじめに

マイクロサージャリーの進化は日進月歩である．手術顕微鏡を用いた世界最初の切断指再接着の成功から 50 年が経過した現在，手術手技や手術支援機器は格段に進歩し，1 mm 以下の血管・リンパ管吻合も日常的な手技となった．なかでも手術顕微鏡の進化は著しく，光学系および照明系の改良により高倍率でも高い解像度で明るい術野を得られるようになった．これらの進化は微小血管・リンパ管吻合の成功率上昇に大きく寄与している．

一方，手術顕微鏡に替わる機器として外視鏡も普及し始めている[1]．外視鏡は 4K モニターに写った拡大画像を 3D 眼鏡で観察するシステムになっており，広いワーキングスペース内を無理のない姿勢で手術を行うことが可能となる．術者の疲労軽減効果は絶大であり，将来的に手術顕微鏡に取って代わる可能性がある．

欧州では血管吻合専用ロボットの臨床応用も始まっている．近年，より細径の血管やリンパ管を正確に吻合する技術が必要とされるようになり，手指の震え軽減効果を備えた手術用ロボットには大きな可能性が期待される．2020 年，世界最初の血管吻合専用ロボット：MUSA® によるリンパ管静脈吻合(lymphaticovenular anastomosis；以下，LVA)が Nature Communications に報告され，手術用ロボットによる微小血管・リンパ管吻合時代の幕開けとなった[2]．今後，この潮流はさらに加速すると予想される．

本稿では手術顕微鏡の歴史，外視鏡の現状，血管吻合専用ロボットのさらなる可能性について述べる．

* Hideki KADOTA, 〒812-8582 福岡市東区馬出 3-1-1 九州大学病院形成外科，准教授

手術顕微鏡の基礎と進化

世界最初の手術顕微鏡はドイツのカール・ツァイス社が1953年に耳鼻咽喉科用に開発したOPMI 1® である[3]~[5]. その総合倍率は1.5~40倍であったが, 40倍の視野は暗くて狭く, 実用的な最高総合倍率は25倍程度であったとされる. それまでルーペによる拡大観察しかなかった当時の耳鼻咽喉科にとって, 手術顕微鏡の開発は革命的な出来事であった. 以後, 手術顕微鏡は1960年代になって眼科と脳神経外科, 1980年代になって形成外科や整形外科, 1990年代になって歯科と多くの診療科で使用されるようになり, 診療科のニーズに合った改良も行われ, 現在では手術に必要不可欠な機器となっている.

手術顕微鏡は主に対物レンズ, 変倍装置, 観察鏡筒, 接眼レンズ, 照明機構で構成される. なかでも大事なのは対物レンズであり, 手術顕微鏡の基本性能は対物レンズにより規定される. 手術顕微鏡は200以上の凹レンズ, 凸レンズ, プリズムにより構成されるが, レンズの質により解像度(微小な2点を見分けることができる最小距離)や光の透過率が異なり, 対物レンズが光の情報を集める範囲が広いほど明るい視野が得られる. 手術顕微鏡は一般的に倍率が高くなるほど暗くなるため, 高倍率でも明るい視野を保つためには質の高いレンズが必須である. 手術顕微鏡の善し悪しは, 強すぎない照明でも十分な解像度と明るさが得られるかどうかで判断できる.

質の高いレンズを持つ手術顕微鏡でも, 照明機構が悪ければその性能を十分に発揮できない. 現在, 眼科用手術顕微鏡以外では高輝度で色調が自然光に近いキセノン光源が用いられている. キセノン光源はその明るさが大きな利点だが, 眼に有害な波長を多く含んでおり, 手術部位に照射される照射野はなるべく直視しない方がよい. なお, 顕微鏡のレンズを通した観察像ではキセノン光の有害域の波長はカットされるため安全である.

手術顕微鏡の照明機構は明るければよいわけではない. 照明機構では観察視軸と照明軸の角度差も重要で, コントラスト, 立体感, 焦点深度(レンズと対象物の距離を変化させても焦点が合ったままで画像が変わらない範囲)に大きく影響する. 角度差をゼロにすると影のない照明となるが, 観察像は平面的で立体感に欠けるものになる. 角度差を大きくとると影の情報をもとにコントラスト, 立体感, 焦点深度が良くなるとされる. この角度差の設定は顕微鏡メーカーごとに異なり, これが各メーカーの手術顕微鏡の違いに直結している.

手術顕微鏡の総合倍率は対物レンズの倍率, 変倍装置によるズーム比, 接眼レンズの倍率により規定される. 対物レンズの倍率は対物レンズの焦点距離と結像レンズ焦点距離(=鏡筒長)の比となる. ズーム比は機種により異なるが, 鏡体の大きさと解像度により1:6あるいは1:8が採用されている. 接眼レンズの倍率は10倍あるいは12.5倍が採用されている. 接眼レンズでは対物レンズで顕微鏡光路に取り込んだ画像の最終的な拡大を行っており, 画像情報量や質を増大してはいないため, あくまで虚像の観察となる. なお, 一般に顕微鏡の倍率を上げると焦点深度が浅くなり, 振動がある術野では焦点がずれやすくなる. 高倍率で術野の振動が気になる場合, 絞りを絞ることで焦点深度を深くできる.

手術顕微鏡の進化は光学系や照明系に留まらない. 現在, 耳鼻咽喉科や脳神経外科手術ではナビゲーションシステムが標準化されつつあるが, ナビゲーションシステムを併用した手術顕微鏡もあり, 重要臓器や腫瘍の部位を手術顕微鏡内の観察像に投影して可視化することが可能となっている. またICG蛍光観察システムを備えた手術顕微鏡も増えており, 血管吻合後やLVA後の吻合部の開通を手術顕微鏡の観察像を通して確認できるようになっている.

現在, 国内ではカール・ツァイス社, 三鷹光器, ライカ社の顕微鏡が主に流通している. なかでも形成外科・脳神経外科領域ではカール・ツァイス社のOPMI® PENTERO® シリーズが多く普及している. 一方, 1 mm以下のLVAを正確に行うためには三鷹光器のMM51/YOH® も非常に有用である. これは最高倍率77倍という高倍率を備えており, 細い脈管の吻合では高い威力を発揮する(図1).

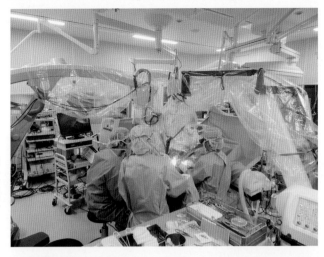

図 1.
手術顕微鏡を 3 台同時に使用して LVA を
行っている様子
写真左がカール・ツァイス社の PENTERO
800®, 真ん中が PENTERO 900®, 写真右が三
鷹光器の MM51/YOH® である. いずれも高
い倍率と解像度を備えており, LVA には非常
に有用である.

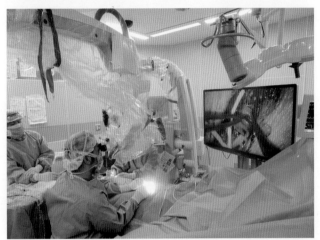

図 2.
カール・ツァイス社の KINEVO 900® で
LVA を行っている様子
写真左の術者は手術顕微鏡を見ながら手術
をしているが, 3D 眼鏡をかけて写真右のモ
ニターを見れば, 即座に外視鏡に切り替え
ができる.

外視鏡の可能性

　手術顕微鏡が光学系とレンズの組み合わせで術
野を拡大するのに対し, 外視鏡は内視鏡や顕微鏡
とモニターを用いて術野拡大を得るものであ
る[6]. 術野の「外」に内視鏡や顕微鏡を置き, 得ら
れた高解像度の観察像を専用の眼鏡を通して 3D
化して見ながら手術を行う.

　手術顕微鏡を使用する問題点として接眼レンズ
の覗き込みによる眼の疲れ, 無理な姿勢による上
肢や首, 肩の疲れ等があるが, 外視鏡ではヘッド
アップと呼ばれるリラックスした姿勢で手術を行
うことが可能となり, 術者の疲労軽減効果は大き
い. またレンズ先端から対象物までの距離(work-
ing distance)が長く, 外視鏡自体がコンパクトな
構造であるため, より広いワーキングスペースで
ストレスなく手術を行うことができる. 3D 眼鏡

をかけさえすれば術者以外の複数名で同一の術野
を共有できるのもメリットで, これは手術助手や
看護師, 学生の教育にもきわめて有用である. 一
方, モニター画像はデジタル処理されたものとなる
ため高倍率での解像度がまだ手術顕微鏡と同等で
はない, モニターを見ながらの手術操作(hand eye
coordination)に慣れが必要, といった課題もある.

　現在, 国内で使用できる外視鏡として ORB-
EYE®(オリンパス), VITOM 3D®(カール・スト
ルツ社), KINEVO 900®(カール・ツァイス社),
HawkSight®(三鷹光器)がある. なかでも
KINEVO 900® は 1 台で外視鏡と手術顕微鏡両方
の機能を兼ね備えており, 術中に自由に切り替え
ができるため利便性が高い(図 2). 外視鏡につい
ては「デジタル顕微鏡(外視鏡・ビデオ顕微鏡)を
用いた血管吻合・リンパ管吻合のポイント」(p.
88〜98)もご参照いただきたい.

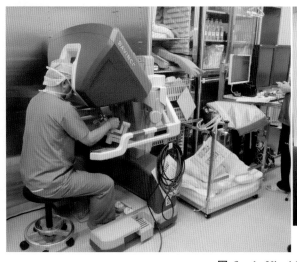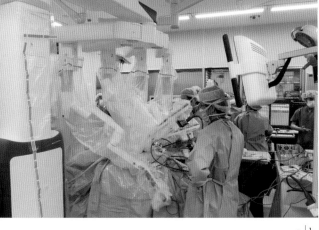

a | b

図 3. da Vinci X® による手術の様子
a：術者はサージャンコンソールに座って操作を行う.
b：ペイシャントカートを患者のそばに配置し，助手が専用鉗子を入れ替えながら，実際の手術が行われる.

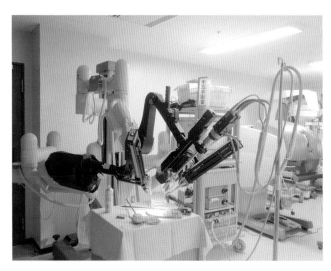

図 4.
1999年に発売された初号機da Vinci Standard®
現在は九州大学先端医療オープンイノベーションセンターの研究室に置かれており，まだ動かすことができる.

手術用ロボットの歴史

現在，世界で最も有名な手術用ロボットは da Vinci® surgical system（Intuitive Surgical 社）であろう．da Vinci® はペイシャントカート，ビジョンカート，サージャンコンソールの3個の機器で構成される（図3-a, b）．術者はサージャンコンソールと呼ばれる操縦室のような機器に座り，内部に写し出される3D映像を見ながら遠隔操作で手術を行う．患者のそばには4本のロボットアームを持つペイシャントカートが配置され，これが実際の手術操作を行う．ロボットアームには複数

の鉗子が取り付け可能で，鉗子の入れ替えはペイシャントカートのそばに立つ助手が行う．この方式はロボット工学の分野ではマスタースレーブ方式と呼ばれており，操作器（マスター）からの動作指令に基づいて手術用ロボット（スレーブ）が動作する，というロボットになる.

da Vinci® の歴史は古く，その初号機である da Vinci Standard®（図4）が完成したのは今から20年以上前の1999年である．da Vinci® が開発された当初の目的は戦場の負傷者をアメリカ本土あるいは空母に滞在した医師が手術を行うことであり，da Vinci Standard® は戦闘機やロケットのよ

うな精密性，耐久性を備えていた．2000年に FDA で承認されてアメリカでの臨床使用が開始し，現在ではバージョンアップされた第四世代 da Vinci X® が世界中に普及している．特に泌尿器科領域では手術用ロボットによる低侵襲手術のメリットが確立されており，日本では da Vinci® がある病院のみに手術症例が集中するという状況になっている．

手術用ロボット市場はこれまで da Vinci® がほぼ独占してきたが，2019年に da Vinci® の主要な特許が切れ，世界各国が独自の手術用ロボット開発を急ピッチで進めている．世界最大の医療機器メーカーである Medtronic 傘下の Medrobotics 社は経口手術用の Flex® Robotic System の臨床使用を開始した．Johnson & Johnson は Google と協力して Verb Surgical 社を設立し，独自の手術用ロボットを作成中である．日本でも 2020 年に Medicaroid が初の国産手術用ロボット hinotori® を完成させた．今後も様々な手術用ロボットの開発が進み，ロボット手術全盛の時代がくると予想される．

マイクロサージャリー専用ロボットの未来

手術用ロボットを用いる利点として motion scaling 機能による手指の震え軽減，高い関節可動域を持つロボットアームによる自在な手術操作，深い術野での高い操作性，拡大された高い解像度の視野，短い learning curve，サージャンコンソール内での手術で得られる没入感などが挙げられる．これらの利点に注目し，血管吻合に手術用ロボットを用いる試みは古くから行われている．2007年，オランダの van der Hulst R. らは da Vinci® を用いて世界最初の腹直筋皮弁の血管吻合に成功した[7]．彼らはこの時に感じた「da Vinci® で血管吻合を行うには鉗子やアームの動きが大きすぎる」という問題点を改善すべく，後に述べる MUSA® の開発を始めることとなる．

M. D. Anderson Cancer Center では 2014 年，経験年数の異なる形成外科医 10 名で da Vinci® を用いて 3 mm の人工血管を 5 回ずつ吻合し，その成績を評価するという興味深い研究を行っている．結果，経験の少ない医師でも吻合に要する時間が短期間で短縮し，5 回目の吻合では平均吻合時間が 30.1 分から 18.9 分（最短 9 分）まで減少したとしている[8]．本論文では da Vinci® で 3 mm の人工血管をスムーズに吻合する動画を見ることができる．

2019 年，台湾のグループは da Vinci® を用いて前腕皮弁の血管吻合を 17 本（動脈 2 本，静脈 15 本，平均口径 2.1 mm）行い，手縫いで血管吻合を行った群との比較試験を行った[9]．結果，平均吻合時間は手縫いより da Vinci® を使用した群の方が有意に長い（平均 38.4 分 vs 28.0 分）ものの，吻合した 17 本すべてで血栓形成はなく，皮弁は全生着したとしている．

これらの報告を総合すると，da Vinci® による血管吻合自体は可能であるが，鉗子の大きさの問題などが未解決であり，微小血管吻合を da Vinci® で行うことを積極的に推奨するという結論にはまだ至っていない．

1．世界初の血管吻合専用ロボット：MUSA®

da Vinci® による世界最初の血管吻合を報告した前述のオランダのグループは，微小血管吻合における da Vinci® の欠点を克服すべく，10 年以上前より手術用ロボットの研究を開始した．2016 年に MicroSure（http://microsure.nl）を設立し，世界初の血管吻合専用ロボットである MUSA® の開発に成功した．2018 年に preclinical experience という形で人工血管の吻合を Plastic and Reconstructive Surgery に報告し[10]，2020 年には LVA の randomized clinical trial を first-in-human robotic microsurgery として Nature Communications に報告している[2]．結果として本ロボットによる LVA は吻合時間，吻合の質ともに手縫いの吻合を超える成績とはならなかったが，世界初の血管吻合専用ロボットの臨床応用は画期的な出来事であることに違いない．

MUSA® はロボットを手術台および手術顕微鏡

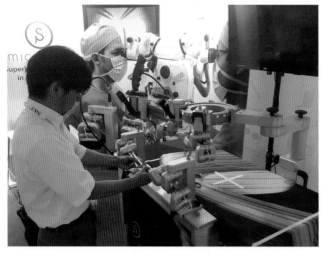

図 5.
世界初の血管吻合専用ロボット：MUSA®
（2019年，第10回WSRMの展示ブースにて）

に取り付ける形式を採用している（図5）．また専用の鉗子類を作成しておらず，術者が普段使用している鉗子類をそのまま取り外しして使用できるようになっている．利点として使い慣れた鉗子類の使用によるlearning curveの短縮およびコスト削減が挙げられる．

2．Symani® surgical systemの開発状況

イタリアのMMI（Medical Micro Instruments, https://www.mmimicro.com）も2013年から血管吻合専用ロボットの開発に取り組んでいる．MMIはIntuitive Surgical社から独立したメンバーが設立した会社で，da Vinci®の良さを残しながら，より血管吻合に特化した新しい手術用ロボット：Symani® surgical systemを開発した．2019年にCEマークを取得し，2020年より臨床応用を開始，2021年7月の時点で7例の遊離組織移植に成功したとしている．

Symani® surgical systemはda Vinci®と同様，マスタースレーブ方式を採用している．最大の特徴は世界最小とされるロボット専用鉗子である．前述したようにda Vinci®の鉗子は微小血管吻合を行うには大きすぎるという問題があったが，これを解決したのが本ロボットである．動物実験では0.5 mm以下の動脈吻合を行ったとしており，高い性能が期待される．

3．九州大学における血管吻合専用ロボット開発の現状

九州大学先端医療オープンイノベーションセンター（代表：江藤正俊教授）では2017年より

AMED研究として「直径1 mmの血管吻合を容易にする顕微鏡下手術支援ロボットシステムの研究開発」に取り組んでいる．本プロジェクトの目標は術者の技能に依存せず，1 mm以下の血管やリンパ管を高い精度で吻合するロボットを開発することである．マスタースレーブ方式を取り入れた手術ロボットで，医師の「手」の機能として熟練医の手さばきを超える超精密追従精度±0.01 mmを目標とし，医師の「目」の機能として肉眼を超える視力4.27に匹敵する解像度を有する3D外視鏡システムを予定している（図6）．手指部ロボットにはパラレルリンクという方式を取り入れており，現在，特許公開されている（図7）．

2018年に本研究における試作一号機が完成し，3 mmの人工血管吻合に成功した（図8）．2019年には試作一号機を改良した手術用ロボットで2 mmの人工血管吻合に成功した．2020年には試作一号機にさらなる改良を加え，1 mmの人工血管吻合に成功している（図9）．現在，試作1号機は役割を終え，試作2号機の制作に取り組んでいる．試作1号機は手指部ロボットのみであったが，試作2号機では手指部ロボットに腕肩部ロボットを連結し，より広い関節可動域を持つ手術用ロボットとなる予定である．

今後の臨床応用にはロボットの開発だけでなく，薬事承認や保険収載に向けた取り組み，ベンチャー企業の立ち上げも必要となってくる．ロボットの開発と並行してこれらの取り組みも進めており，2024年の製造販売を目標としている．

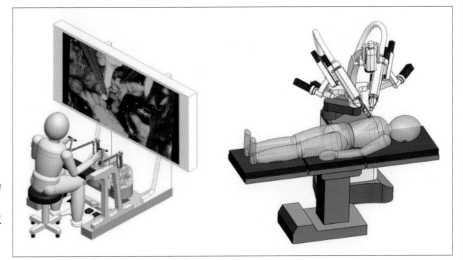

図 6.
九州大学が開発中の血管吻合専用ロボットの模式図 マスタースレーブ方式を取り入れている.

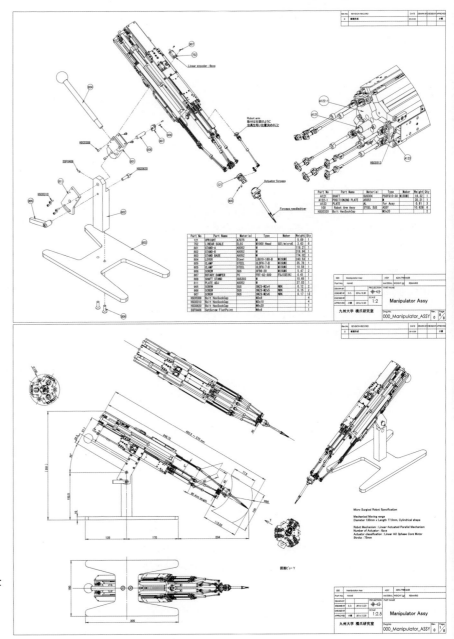

図 7.
手指部ロボットに取り入れたパラレルリンクの設計図 現在，特許公開されている.

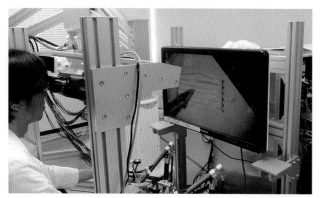

図 8. 九州大学が開発した血管吻合専用ロボットの試作 1 号機を使用し，3 mm の人工血管吻合を行う様子（2018年）.

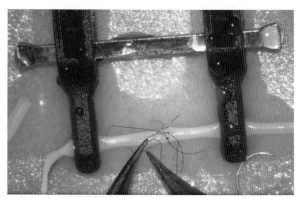

図 9. 改良した試作 1 号機で 1 mm の人工血管吻合に成功した（2020 年）.

まとめ

　手術顕微鏡，外視鏡，手術用ロボットおよび血管吻合専用ロボットについて述べた．いずれの手術支援機器も急速に進化しており，これらの機器は術者の負担を軽減し，より高い精度での手術を可能にしている．現在，形成外科ではロボット手術が承認されていないものの，将来的にリンパ管・血管吻合を含めた形成外科手術に手術用ロボットが導入されるのは間違いないと思われる．より細径の脈管を多くの形成外科医が正確に吻合できる時代が近づいている．

参考文献

1) Ichikawa, Y., et al.：Potential advantages of using three-dimensional exoscope for microvascular anastomosis in free flap transfer. Plast Reconstr Surg. **144**(4)：726e-727e, 2019.
　Summary　VITOM 3D 外視鏡を用いた前外側大腿皮弁の血管吻合の 2 例報告.
2) van Mulken, T. J. M., et al.：First-in-human robotic supermicrosurgery using a dedicated microsurgical robot for treating breast cancer-related lymphedema：a randomized pilot trial. Nat Commun. **11**(1)：757, 2020.
　Summary　世界初の血管吻合専用ロボットによる LVA の臨床比較試験.
3) 今　亮人：手術顕微鏡の変遷と低侵襲手術への方向性. 医科器械学. **69**(11)：602-608, 1999.
　Summary　手術顕微鏡の基本と歴史について述べている.
4) 横濱　陽：手術用顕微鏡の光学と今後の発展. 視覚の科学. **34**(1)：27-32, 2013.
　Summary　手術顕微鏡の基本と歴史について述べている.
5) 岩間　亨：手術用顕微鏡の構造と特性　脳神経外科医に必要な知識. 脳神経外科ジャーナル. **19**(7)：504-509, 2010.
　Summary　手術顕微鏡の基本と歴史について述べている.
6) 武藤　淳ほか：脊髄脊椎領域に対する exoscope（外視鏡）を用いた手術. 脊椎脊髄ジャーナル. **34**(2)：115-121, 2021.
　Summary　外視鏡の違いおよび種類について述べている.
7) van der Hulst, R., et al.：Microvascular anastomosis：is there a role for robotic surgery? J Plast Reconstr Aesthet Surg. **60**(1)：101-102, 2007.
　Summary　da Vinci® を用いて腹直筋皮弁の血管吻合を行った，世界最初の臨床例の報告.
8) Alrasheed, T., et al.：Robotic microsurgery：validating an assessment tool and plotting the learning curve. Plast Reconstr Surg. **134**(4)：794-803, 2014.
　Summary　da Vinci® で 3 mm の人工血管を吻合する動画あり.
9) Lai, C. S., et al.：Robot-assisted microvascular anastomosis in head and neck free flap reconstruction：preliminary experiences and results. Microsurgery. **39**(8)：715-720, 2019.
　Summary　前腕皮弁移植 15 例における da Vinci® を用いた血管吻合の結果を，手縫いで血管吻合を行った群と比較検討している.
10) van Mulken, T. J. M., et al.：Preclinical experience using a new robotic system created for microsurgery. Plast Reconstr Surg. **142**(5)：1367-1376, 2018.
　Summary　MicroSure の血管吻合専用ロボットによる 2 mm の人工血管吻合の報告.

PEPARS No.179：9-13, 2021

◆特集／マイクロサージャリーの基礎をマスターする

マイクロサージャリーの機器・縫合糸

梅川浩平[*1]　朝戸裕貴[*2]

Key Words：マイクロサージャリー（microsurgery），顕微鏡（microscope），デジタル支援手術（digitally assisted surgery），heads-up 手術（heads-up surgery），手術器具（surgical instruments），針付き縫合糸（sutures with needle）

Abstract マイクロサージャリーは光学機器や手術器具，針付き縫合糸の開発と技術向上により，現在では一般的な技術となっている．さらに，光学機器ではデジタル支援手術による heads-up 手術が実用化され，現在ロボット支援手術が開発されつつある．これらの技術開発により，今後新しい手術技術が開発される可能性がある．手術器具もより精細なものが作製され，針付き縫合糸は 12-0 の糸で，$50 \mu\mathrm{m}$ 以下の縫合針が作製されている．スーパーマイクロサージャリーがより身近な手術になりつつある．マイクロサージャリーに使用する機器について述べる．

はじめに

マイクロサージャリーは1960年代に開発され，急速な発展を遂げた．その発達は，光学機器と手術器具や針付き縫合糸の開発に支えられる部分が大きい．形成外科領域でも，手の外科や遊離組織移植に始まり，リンパ外科など様々な分野で使用されており，形成外科医には有用で一般的な技術となってきている．近年では，顕微鏡ではなく大型モニターに映し出す 3D heads-up surgery システムも実用化されている．さらにマイクロサージャリーのための手術支援ロボットも開発されつつある．また針付き縫合糸もより細い，小さな針が開発され，スーパーマイクロサージャリーがより身近なものになってきた．マイクロサージャリーに使用する機器について述べる．

[*1] Kohei UMEKAWA，〒321-0293　栃木県下都賀郡壬生町大字北小林 880　獨協医科大学形成外科学，講師
[*2] Hirotaka ASATO，同，教授

光学機器

2～3 mm の比較的大きな血管や神経の操作であれば，手術用ルーペを用いれば十分可能である．しかし，微小血管やリンパ管などを確実に吻合するには，明るい視野と高倍率の手術用顕微鏡が必要である．これまで，汎用性に優れた移動型の手術用顕微鏡が主に使用されてきた．基本的な構造としては，観察鏡筒と照明装置で構成される本体が，自在アームを介してスタンドに取り付けられている．観察鏡筒は対物鏡と接眼鏡により構成される．作動距離は対物鏡の焦点距離であり，現在の顕微鏡のほとんどはズームによる可変倍率となっている．顕微鏡の倍率は接眼鏡の倍率と対物鏡の倍率で決まり，倍率が上がると，視野は暗く，焦点深度が浅くなる．通常，マイクロサージャリーで用いられる倍率は 4～20 倍程度である．

近年ではデジタル支援手術も進み，特に眼科領域で heads-up 手術が実用されている[1]～[3]．ALCON 社の NGENUITY® 3D ビジュアルシステム，Zeiss 社の ARTEVO 800，KINEVO 900，

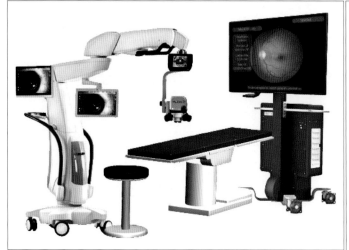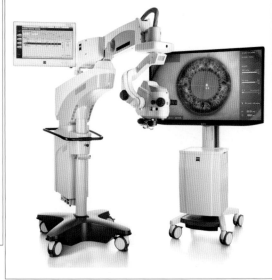

図 1. heads-up 手術　　　　　　　　　　　　a｜b
a：NGENUITY®3D ビジュアルシステム（ALCON 社カタログより）
b：ARTEVO 800（Zeiss 社カタログより）

Leica 社の M822，M844 などが発売されている．基本的な構造としては，接眼鏡筒の代わりに 4K ビデオカメラが 2 台取り付けられ，画像は大型 4K・3D モニターに映し出される．術者，助手は偏光眼鏡をかけて，大型モニターを見ながら手術を行う（図 1）．顔を上げて自然な姿勢で手術を行うことができ，従来の顕微鏡術者にとっては多少の慣れを要求するが，術者に優しい手術が可能である．特に視軸が水平に近くなる術野では従来の顕微鏡を使用すると辛い姿勢となるが，heads-up 手術ではどんな視軸であってもモニターを見ることで同じ姿勢で手術が可能である[4]．眼科領域では眼内内視鏡や OCT 画像との併用も有用と報告されている[2,3]．ICG 術中ビデオ血管撮影システムとの併用など様々なデジタル手術支援が今後増えてくる可能性がある．

ロボット支援手術では米国で開発された Da Vinci が普及してきている．泌尿器科領域における前立腺手術に始まり，現在では呼吸器外科，心臓外科，消化器外科，婦人科領域でも保険収載されている．我が国でも hinotori™ が開発され，実用化している．現状ではマイクロサージャリーに必要な微細な知覚の feed back が実用化されていないが，遠くない未来には実現するものと思われる．これらのロボット支援手術が実現すれば，これまでに困難であった深部での手術などが可能となり，新しい技術が開発されると予想される．

手術器具（図 2）

マイクロサージャリーの器具は，先端が非常に繊細に作られている．持針器や剪刀は使用中の手ぶれを防ぐためスプリングで開閉できるものが多い．不用意な取り扱いで容易に破損するため，慎重に取り扱う必要がある．

持針器はスプリングで開閉する Castroviejo 型や Barraquer 型がモデルとなっているが，様々な種類の持針器が開発されている．大別すると柄の形態（平柄と丸柄など），先端形状（直と弯曲）とサイズ，ロックの有無などで分けられる．柄が平坦であると持針器を固定しやすいが，少し角度を変えたい時などに把持する部分を変えることが難しいと言う特徴がある．一方，丸柄の場合は逆に一見つかみにくいが，針を刺入して回転させる際，指を持針器上で少し滑らせて持針器を回転させやすいという特徴がある．先端形状に関しては，施設によって異なるが，ほとんどの場合は弯曲したものを用いる．直の持針器は，深部で弯曲した持針器では却って針を回転させにくい状況で用いら

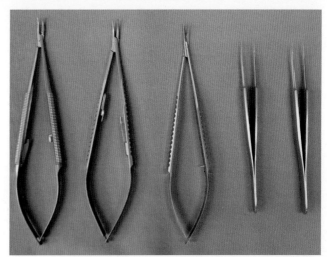

図 2.
マイクロサージャリー手術器具
　　a：持針器（ロック付き，丸柄）
　　b：持針器（ロック付き，平柄）
　　c：剪刀（平柄，弯曲）
　　d：鑷子（5 番）

れることが多い．ロック付きでは針の保持ができ
るため，術中に針を見失うことが少ないとされる
が，ロックの開閉時に手ぶれが起こる危険性があ
る．糸の結紮を，鑷子で行うか持針器を使用する
かで，ロックの有無の好みが分かれるところであ
る．近年使用されるようになった12-0などの微細
な針を使用するには先端チップの小さなスーパー
マイクロサージャリー用の持針器でないと把持が
困難である．

　鑷子は時計修理用鑷子が原型となっている．現
在でもスイスの代表的メーカーである Dumon 社
の製品型番号がマイクロサージャリー用鑷子の名
称に使用されている．筆者は血管吻合においては
主に 5 番鑷子を使用している．スーパーマイクロ
サージャリー用に，より先端が繊細なものも発売
されている．

　剪刀も柄の形状（平柄と丸柄など）と先端形状
（直と弯曲）で分類される．持針器とは違い，回転
させる必要はないので，平柄の方が使いやすい
が，術者によっては持針器と尖頭の持ち手部分の
形状を合わせた方が違和感がないため，剪刀も丸
柄のものを好む医師もいる．先端形状に関して
は，これも施設によって異なるが，通常の剪刀と
違い，雑物の処理だけでなく，糸を切る時にも弯
曲を用いることが多い．そして，直の剪刀は，吻
合血管の先端をフレッシュにする際に用いる．も
ちろん，ほとんどの処理を直の剪刀で行う施設も
ある．

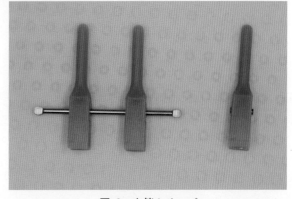

図 3．血管クリップ
シングルクリップ（右）とダブルクリップ（左）

　血管クリップは Acland clip（S & T 社）やディ
スポーザブルクリップがある．血管クリップが弱
すぎると脱落して出血を生じ，強すぎると血管内
腔を損傷するため，血管の太さ，厚さ，弾力性に
より使い分ける必要がある．血管クリップにはシ
ングルクリップとダブルクリップがある（図 3）．

　ダブルクリップは 2 つのクリップをつなげたも
のであるが，吻合血管同士に少し緊張があるよう
な場合に用いられる．切断指の再接着などに用い
られることが多いが，緊張が強い場合は無理に寄
せるのではなく，血管バイパスなどを考慮するこ
とを忘れてはいけない．また，内頚静脈との端側
吻合の際には，通常は脳神経外科用のハイフェッ
ックリップやブルドッグクリップを，両脇から 2
本差し込むようにして用いるが，端側吻合用に開

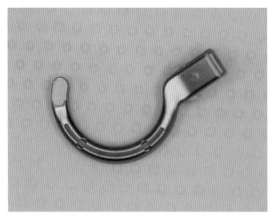

図 4. ディスポーザブルマイクロバスキュラー
クリップ ES シリーズ(ベアーメディック)

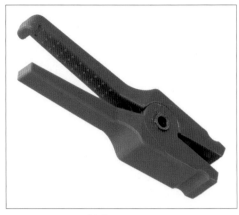

図 5. PEEK 製止血クリップ PICOC-
LAMP®(河野製作所)

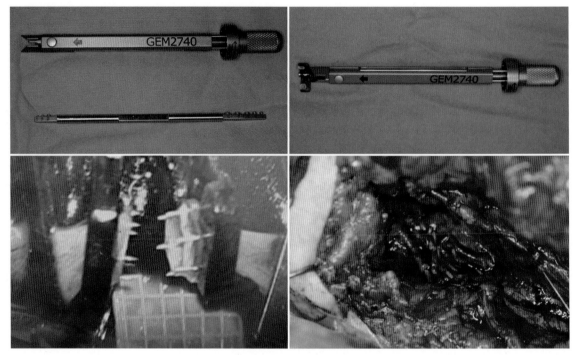

図 6. 微小血管吻合器
a:ホルダー(上)とゲージ(下)　　　　　b:カートリッジを装着したところ
c:静脈をリングに固定し,吻合するところ　　d:静脈吻合

a	b
c	d

発された?(ハテナ)マーク型に弯曲したクリップ
を好んで用いる医師もいる(図4).

　さらに,最近では把持した血管がクリップから
滑らないように先端がくちばしのような形をした
ものも販売されている(図5).

　微小血管吻合器は術者の技能に左右されにく
く,均一な結果を出すことが可能である[5]~[7].
様々な血管で使用は可能であるが,壁の伸展がよ

く,外反させてリングのピンに刺入できれば使用
できるため,静脈の端々吻合が良い適応である.
血管の内膜が接触し,縫合糸や中膜・外膜などが
内腔に露出せず,吻合部からの血液漏出もないた
め,吻合部血栓が生じにくい.マイクロサージャ
リーに習熟した術者の場合,その利点は少ない
が,血管の配置が垂直になる際や,深い位置での
吻合の際には時間短縮が図れ,有用である(図6).

表 1. 縫合糸の USP 規格と一般的な針のサイズ

USP 規格	糸の直径（μm）	針の直径（μm）	針の長さ（mm）
8-0	40～49	150～250	4～6
9-0	30～39	100～150	3～5
10-0	20～29	80～150	3～5
11-0	10～19	50～100	2.5～4
12-0	1～9	50	2～3

針付き縫合糸

　基本的にはテーパーポイントの丸針を使用することが多いが，先端角針の丸針も使用される．弯曲度は 3/8 円の弱弯曲が主に使用されているが，近年ではクロソイド・カーブ針なども開発されている．糸は非吸収性モノフィラメント糸が使用される．マイクロサージャリーの進歩は針付き縫合糸の発達による部分が大きい．現在では，USP 規格のサイズ（表1）で 12-0 ナイロン糸まで開発されている．通常の 12-0 の針は針径 50 μm で 2～3 mm の針が使用されているが，世界最小の直径 30 μm の針も本邦で開発されている．

　基本的には，1～2 mm の血管では 9-0 を中心とした糸を使用し，1 mm 以下の血管吻合では 10-0，11-0 の糸を使用する．12-0 の糸は 0.5 mm 以下の血管やリンパ管に使用されている．微細な針付き縫合糸の開発によりスーパーマイクロサージャリーが実現可能な手術となった．

参考文献

1) 大野尚登：【3D 映像システムによる眼科手術】わかりやすい臨床講座　Heads-up surgery．日本の眼科．**87**：470-475，2016．
2) 原　佑妃ほか：術中 OCT および眼内内視鏡を併用した heads-up 硝子体手術．臨床眼科．**71**：1271-1275，2017．
3) 喜多美穂里：3D Heads-up Surgery システムと内視鏡手術．Retina Medicine．**9**：147-152，2020．
4) 木下　学ほか：顕微鏡手術から視鏡下手術へのパラダイムシフト．Jpn J Neurosurg．**30**：199-207，2021．
5) Berggren, A., et al.：Mechanical anastomosis of small arteries and veins with the UNILINK apparatus；A histologic and scanning electron microscopic study．Plast Reconstr Surg．**80**：274-283，1985．
　Summary　微小血管吻合器利用の工夫や利点などが述べられている．
6) 朝戸裕貴ほか：微小血管吻合器の使用経験．基礎と臨床．**27**：6251-6259，1993．
7) 亀井　譲ほか：【縫合の基本手技】微小血管吻合器．PEPARS．**14**：113-116，2007．
　Summary　微小血管吻合器の適応などが述べられている．

PEPARS No.179：14-22, 2021

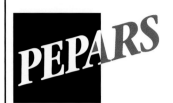

◆特集／マイクロサージャリーの基礎をマスターする

血管のマイクロサージャリー

宮本慎平[*1]　岡崎　睦[*2]

Key Words：マイクロサージャリー(microsurgery)，血管吻合(vascular anastomosis)，遊離皮弁(free flap)，吻合部血栓(anastomotic thrombosis)，血管自動縫合器(venous coupler)

Abstract　動脈吻合では内膜の適合が最も重要になる．内膜変性があるハイリスク症例では，特に外→内方向の針刺入時に内膜損傷を生じやすい．損傷を最小化するため，針の刺入は動脈壁に対し垂直に行う必要があり，そのために open guide suture technique や両端針を用いた吻合法は合理的な解決策となる．静脈については，手縫いの端々吻合の精度を高めるだけでは開存率の向上に限界があるため，自動縫合器を用いて複数本の静脈吻合を行い，口径差が大きい場合には端側吻合を適用することで開存率の向上を図る．術後に皮弁の血流障害を生じた場合は，早急に対応することで皮弁の救済につながる．

はじめに

　近年，遊離皮弁の移植成績は，多くの施設で98〜100％といった高い皮弁生着率が報告されている．これまでの術式の改良や手術水準の均てん化に向けた努力が，このような好成績に結び付いていることは間違いないが，更なる成績向上には残された1〜2％のハイリスク症例で移植を成功させることが求められ，よりハードルは高くなる．このようなハイリスク症例を乗り越えるには，"普段のやり方"や"今までうまくいった方法"を当てはめるだけでは足りず，時には全く違ったアプローチが必要になることもある．

　本稿では，遊離皮弁の移植成績に影響を与える要素・因子のうち血管吻合に関わる事柄を中心に，具体的なポイントや対処法を詳述する．

[*1] Shimpei MIYAMOTO，〒113-8655　東京都文京区本郷 7-3-1　東京大学医学部形成外科，講師
[*2] Mutsumi OKAZAKI，同，教授

移植床血管の選択

　移植床血管については，術前からあらかじめ計画を立てておくが，術中の所見によっては変更が必要になるので，皮弁のデザインや血管柄の長さも含めて，ある程度の柔軟性を持って計画することが大事である．ここでは，術前と術中に分けて，選択のポイントを述べる．

1．術　前

　術前に撮られた CT や MRI があれば必ず確認し，候補となる血管の位置・口径を確認する．特に複数回の手術後の再建症例やいわゆる "vessel depleted neck" と呼ばれるような症例では，CT アンギオによる三次元再構成画像が術前計画の大きな助けとなる(図 1)．動静脈とも十分な口径を有することが第一条件とはなるが，皮弁の栄養血管との口径差も考慮する必要がある．また，内胸静脈や浅側頭静脈，顔面静脈は，解剖学的にほぼ全例に存在し移植床血管としても頻用されるが，症例によっては径が極端に細いことがあるため，術

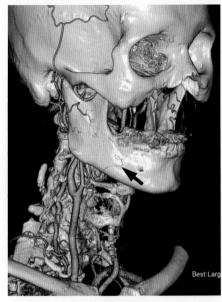

図 1. 上顎二次再建術前の CT アンギ
オ三次元再構成画像
右顔面動脈(矢印)は存在するが, 非常
に細いことがわかる.

前の画像でチェックしておいた方がよい. 体表の
血管については超音波カラードップラーも大変有
用である.

2. 術 中

移植床動脈の術中評価で最も重視すべきなの
は, 断端からの拍出の勢いである. 最初の切断時
に良好な拍出が見られない血管は要注意である.
拍出が弱い場合は, ① 攣縮, ② 血圧が低い, ③
近位に血栓がある, の 3 つが考えられる. ① につ
いては直前の血管剝離の影響であることが多いの
で, 塩酸パパベリンを局所投与してしばらく様子
をみる. パパベリンは散布するだけよりも, 外膜
に直接注入する方が効果的である. 鈍針もしくは
留置針外筒を用い, 針を血管に沿わせるようにし
て拍動が見られない部分の外膜疎性組織に少量ず
つ注入していく. ② に対しては, 麻酔科医に昇圧
を依頼する. 収縮期血圧を 120~130 mmHg まで
上げても拍出が見られないようであれば, その血
管は諦める. ③ については, 剝離の際, 分枝から
出血した場合に起こりやすい. 内胸動脈では肋間
穿通枝の処理をあやまり出血させると近位まで血

栓で閉塞しまうことがあるので, 特に注意が必要
である. 近位の血栓が除去できるようであればト
ライするが, そうでない場合は拍出良好な部分ま
で動脈を短縮する. ①~③ の原因を除去しても良
好な拍出が見られない場合は, 他の移植床動脈へ
の変更を考える.

移植床静脈については, 一見開存しているよう
に見えても, 近位で閉塞していたり, 結紮されて
いたりするので注意が必要である. 断端からの持
続的な back flow があれば, 中枢側の開存を確認
できる. また, 静脈弁からはなるべく離れた位置
で吻合する. 特に四肢の静脈では注意が必要であ
る. 血管柄の長さなどの都合上, どうしても静脈
弁のある部分で吻合せざるを得ない場合は, 内腔
から弁を可及的に切除して吻合する. 弁のうち内
腔にヒラヒラと垂れ下がってくる部分を曲剪刀で
鋭的に切り取る. 弁組織を全て切除しようとする
と, 静脈壁内膜に切り込んでしまうので, あくま
で垂れ下がってくる部分のみを切除するようにす
る.

血管吻合

運針の順序など血管吻合の基本的な手順・手技
については他書に譲り, ここでは移植成績を上げ
るポイント, ハイリスク症例への対策に絞って述
べる.

1. 動脈吻合

動脈吻合で最も重要なのは, 内膜を落とさない
ことである. 内膜を「落とす」とは, バイトの中に
両端の内膜のいずれかが含まれないことを意味
し, 内膜に針を掛け損なう場合だけでなく, 吻合
操作により内膜が断端まで裂けてしまう場合も含
まれる. 過去の研究でも, 動脈血栓の最大の要因
は, 内膜の不適合, なかでも内膜が弁状に内腔に
垂れ下がることであることが明らかになってい
る[1]~[3].

動脈硬化のない健常な動脈の場合, 動脈壁は肉
眼的にほぼ一層として扱えるので, 全層縫合さえ
行えば自然と内膜の coaptation も得られやすい.

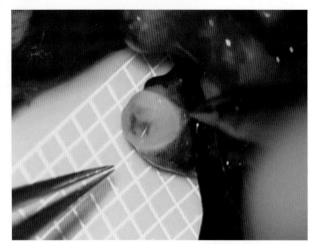

図 2. 内膜変性を伴う深下腹壁動脈の断端

一方，高齢者や病的な動脈では，内膜が中膜・外膜から剥離する所見がみられる．剥離しやすい内膜は同時に非常に脆弱であり，血管の長軸方向に力が加わると容易に裂けてしまう（図 2，参考動画 1）．他にも糸の結紮を強く締め過ぎると，内膜が裂けることがある．このような場合でも，中膜・外膜は連続性を保つことが多いため，すぐには内膜の断裂に気付かないこともある（参考動画 2）．

　このようなハイリスク症例では，「内膜は裂けるもの」と認識したうえで，如何に損傷の程度を小さく抑え，内膜の coaptation を得るかが重要になる．筆者は下記のような点に注意して吻合を行っている．

- 直剪刀を用い"ギロチン型"で動脈断端を新鮮化すると，その操作自体で内膜が剥離してしまう（参考動画 3）．このような場合は，曲剪刀を用いて，まず長軸方向に切れ込みを入れた後，円周状に断端を切除する（"缶切り型"と呼んでいる）と，内膜剥離が最小限に抑えられる（参考動画 4)[4]．
- 外→内で針をかける利き手側の方が内→外でかける非利き手側よりも内膜損傷が大きくなる（図 3）．このため，外→内で針をかける時は，5番鑷子を counter pressor として内腔に入れ，刺入操作に伴う内膜断裂・剥離を予防する[2]．ワンハンドでの刺入は参考動画 1 のような断裂の原因となるので絶対に行わない．
- 内膜に対し斜めに針を刺入すると，それだけ内膜の損傷は大きくなる．なるべく垂直に針を刺入するため，筆者は open guide suture technique と呼ばれる吻合法を用いている．これは，2005 年 Ozkan らにより報告された吻合法で，最も一般的な 180° 法と同様に stay suture の 2 針をかけるが，そのうちの一方を untied としたまま前壁に針を刺入していく方法である[5]．翻転した後，後壁もすべて untied で吻合する（図 4，参考動画 5）．内膜の視認性と運針の自由度が向上するため，従来法よりも直線的に内膜にアプローチできる[6]．口径差がある場合も，太い

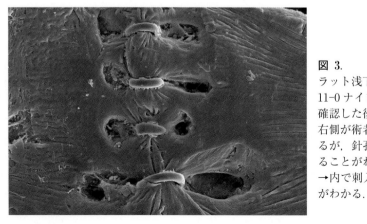

図 3.
ラット浅下腹壁動脈吻合後の走査電顕画像
11-0 ナイロンを用いて端々吻合し，術後 5 日目に開存を確認した後，切断・採取し，切り開いて内腔を撮影した．右側が術者の利き手側．吻合部での内膜適合は良好であるが，針孔の内膜損傷が大きく，5 日目でも残存していることがわかる．針孔の大きさを左右で比べると，右（外→内で刺入する利き手側）の方が大きくなっていることがわかる．

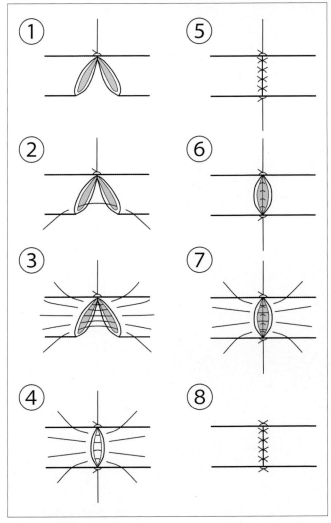

図 4. Open guide suture technique の手順
① 1 針目は結紮して stay suture とする.
② 2 針目は,1 針目と 180° 離れた位置にかけるが,untied とする.
③ そのまま残りの前壁に針をかけ,すべて untied とする.
④ 2 針目を結紮する.
⑤ 前壁の残りを順次結紮する.
⑥〜⑧ 翻転後,後壁もすべて untied 法で縫合する.

側の血管が覆いかぶさることがないので,大変有用である.
• 移植床血管・皮弁血管とも内膜剥離が強い場合は,どちらも内→外での刺入が可能になる両端針の使用を検討する[4](参考動画 6).

2.静脈吻合

静脈については,端々吻合の場合,自動縫合器(GEM™ 微小血管縫合器,Synovis® 社,米国)を用いた吻合を第一選択とする.適切に用いれば吻合の精度が"手縫い"に劣ることはなく,近年報告されたメタアナリシスでも,術後合併症や手術時間の面で"手縫い"を有意に上回ることが示されている[7][8].自動縫合器の最大の利点は「早さ」であり,扱いに慣れれば preparation を含めても 2〜3 分で 1 吻合が完了する(参考動画 7).静脈 1 吻合のみの場合,この時短効果のメリットはそれほど明確でないが,複数本吻合を行う場合には大きなメリットとなる.静脈の開存率を上げるには複数本の静

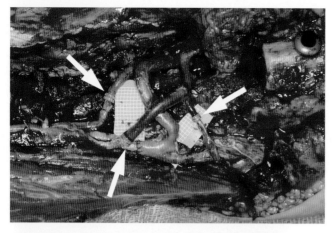

図 5.
自動縫合器を用い多数の静脈吻合を行った症例の血管吻合部
下腿軟部肉腫切除後に遊離前外側大腿皮弁移植による再建を行った症例．後脛骨動脈を移植床血管としており，静脈は3か所で吻合した(矢印)．
左が頭側

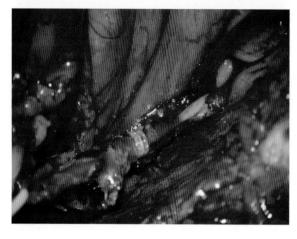

図 6.
血流再開後に捻じれが明らかになった静脈吻合部
広背筋皮弁の胸背静脈(左)を深下腹壁静脈(右)に自動縫合器を用いて吻合した症例

脈を吻合することが推奨されている[9]．特にリスクの高い下肢の再建などでは，自動縫合器のこの利点を生かし複数本の静脈吻合を行う(図5)[10][11]．また，手縫いでは吻合に難渋する深い術野や狭い術野でも精度を落とすことなく吻合ができる点も大きな利点である．一方，注意すべきなのは血管の捻じれである．これは静脈断端をピンに固定する際，血管のアライメントが変わりやすいためであり，ズームをやや弱拡大にして視野を広めにして操作した方がよい(図6)．また，本邦では径3.0 mm のカートリッジまでしか使用できない．(海外では3.5 mm，4.0 mm のカートリッジが存在する．)

血流再開後の確認

血流再開後の吻合部の状態確認は，術後トラブルを未然に防ぐ意味で大変重要である．動脈については皮弁側血管柄を指でつまみ，拍動を確認す

る．強い拍動を触知できれば，吻合部の開存は間違いない．ただし，動脈硬化が強い症例では拍動を触知できないこともある．目視での拍動確認は近位の拍動が伝わってくるので当てにならないことが多い．

静脈についても皮弁側血管柄を指でつまみ，固さを確認する．つまんで静脈が「フニャフニャ」になり，指を離すと迅速に再拡張するようであれば，近位側の静脈圧が低く，還流も良い状態と判断できる．一方，ゴムのような弾力を感じる場合は，近位側の静脈圧が高い，もしくは血栓がある可能性があり，注意が必要である．機器があれば，インドシアニングリーン蛍光造影を行い，還流を確認する．造影で血流が確認できる場合でも，固さが持続する場合は術後に血栓形成のリスクが高い．可能であれば別の移植床静脈への再吻合や静脈の追加吻合を考慮する．

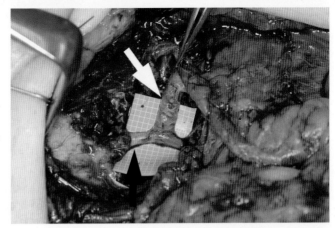

図 7.
太→細の静脈端側吻合(large-to-small end-to-side anastomosis)を行った吻合部
遊離浅下腹壁動脈皮弁を用いた右乳房再建の症例. 内胸静脈(黒矢印)と浅下腹壁静脈(白矢印)を吻合したが, 2 倍以上の口径差があったため, 太→細の端側吻合を選択した.
左が頭側

移植成績に関わるその他の因子

1. 口径差

端々吻合では, 吻合血管間の口径差が大きくなれば吻合部血栓のリスクとなることは間違いない. ただ, どの程度の口径差まで端々吻合が可能か, もしくは口径差がどこまでリスクを高めるかについては, 症例ごとに異なるため明確な答えはない. 一般的には, 血管の流入方向に対し, 細→太の口径差よりも太→細の方がリスクになると考えられている.

口径差のある状態で端々吻合を行う場合, 特に動脈では吻合法に注意が必要である. これは, 口径差のある血管間では, 多くの場合, 血管壁の厚さにも差があるためである. 少しでも縫いやすくするため, 吻合前に細い方の動脈を十分拡張させる. 拡張の際は 5 番鑷子もしくは血管拡張用鑷子(5a 鑷子)を内腔に深めに挿入し, 愛護的にジワーっと拡張させる. 一方向に拡張させたら, 血管を 90°回転させ, もう一方向にも拡張させるが, 何度も拡張すると内膜損傷の原因となるので, なるべく少ないアクションで完了させる. 外膜を外側に引っ張って拡張しても拡張効果は全く得られないばかりか, 内膜剥離の原因となるのでやってはならない. 逆に太い方の動脈は拡張せずに吻合に移る. 運針については, 通常の吻合よりもバイトをやや小さめとして, 針数を多くする. 縫合糸を結紮する際も, 外膜ではなく内膜を適合させるイメージを強く持つことが大事である(参考動画8). 吻合後の外観はニッカポッカ様になるのが特徴的であるが, この場合, 吻合部が折れ曲がってしまうと容易に閉塞するので, 閉創時の配置で特に注意する.

口径差を解消する根本的な対策としては, 端側吻合しかない. 内頸静脈のように移植床血管が太い場合の信頼性・有用性は既に確立されているが, 移植床静脈が皮弁静脈に比べ細い場合でも, 太→細の端側吻合(large-to-small end-to-side anastomosis)が解決策となり得ることは知っておいた方がよい(図7, 参考動画9)[12].

2. 血管柄の配置

配置で特に問題になるのは, 血管柄にかかる緊張と捻じれである.

吻合部に過度の緊張がかかると吻合部血栓の原因となる. 主に血管柄の長さ不足に起因するものだが, 動脈吻合の場合は, 吻合時に多少の緊張があっても, 血行を再開すれば, ある程度緊張は緩むことが多い. どうしても長さが足りない場合は, 血管移植を考慮するが, 血管移植自体が直接吻合と比べ, 吻合部血栓のリスクを高めるとされており, 適応は慎重に吟味する必要がある[13]. 血栓形成後の再手術やよほどの高難度手術を除けば, 通常の遊離皮弁再建で血管移植が必要となることは稀であり, もし血管移植を頻繁に必要としているようであれば, 自身の再建計画や手術適応に無理があると思った方がよい.

捻じれについては, 上述したように静脈で問題になりやすい. 長さに余裕があれば, 多少の捻じれは許容されるが, 血管柄に緊張がかかる状態では許容されない[14]. 静脈は虚脱した状態では, 正

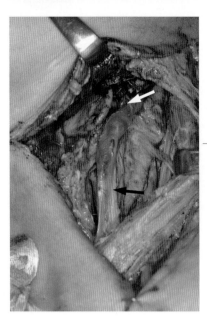

図 8.
胸鎖乳突筋の圧迫により左内頸静脈血栓症をきたした症例の開創時所見
下顎区域切除・遊離腓骨皮弁による再建術後 2 日目に皮弁が鬱血したため，開創した．内頸静脈に胸鎖乳頭筋の圧痕（黒矢印）を認め，そこから頭側に血栓が充満しており，静脈吻合部（白矢印）まで至っていることがわかる．

しいアライメントがわかりづらいので，動脈を先に吻合した場合，一度，動脈のクランプを解除して，静脈への還流を確認する．その状態で静脈の自然なアライメントを確認し，動脈を再クランプして静脈吻合を行うとよい．空腸静脈などの壁が薄い静脈の場合や血管柄が皮下トンネルなどを通過している場合などは，この確認法が推奨される．

3．圧　迫

術後早期の吻合部や血管柄への持続的な圧迫は，容易に血栓形成へとつながるため，最大限の注意が必要である．圧迫による血流障害は徐々に進行するため，早期に検知し原因を除去すれば，吻合部血栓には至らず皮弁血流を改善できることが多い．ここでは内的要因と外的要因に分けて解説する．

＜内的要因＞

血管柄や移植床血管に接する組織や構造物が術後の腫脹・浮腫などにより圧迫の原因となることがある．頭頸部再建では，頸部郭清後の胸鎖乳突筋や顎下ルートで血管柄を通した場合の顎下腺，遊離空腸移植の際の厚い腸間膜，喉頭挙上を行った場合の挙上糸，などが圧迫の要因となり得る[15]．予防法としては，圧迫の要因となり得る組織を閉創前に切除することである．特に，胸鎖乳突筋は内頸静脈と交差するところで内頸静脈を圧迫し，内頸静脈血栓症の原因となることがあるの

で注意が必要である（図 8）．内頸静脈近位にかかる胸鎖乳突筋の前縁を切除し，圧迫を予防する．

四肢の再建では，閉創そのものが血管吻合部の圧迫になることがある．血管吻合のために置いた補助切開部の閉創でも，術後の浮腫・腫脹で圧迫の原因となりかねない．圧迫予防のためには，皮弁デザインの際に吻合部直上まで皮島が入るようにするとよい．もしくは，植皮や人工真皮で被覆する．場合によっては皮弁血流が安定した後に二期的な閉創も考慮する．

＜外的要因＞

外的要因としては，ドレッシングやコード類，衣服，体位による圧迫が考えられる．頭頸部再建で外頸静脈を使用した場合は特に注意が必要で，気管カニューレの固定紐やバンドでも容易に圧迫されるので，これらは使用せず，カニューレは針糸で固定する．ドレーンバッグをさげる袋を襷掛けにした場合も同様のリスクがあるので避けるよう，患者や看護師に指導する．四肢再建でのシーネ固定や包帯固定も予想外の圧迫の要因となり得るので，原則術後 1 週間は行わない．体位については，患側を下にする体位を禁止とする．体幹背側（背部や殿部）の再建では特に注意を要する．

トラブル時の対応

術後，皮弁血流に異常を生じた場合は，患者の同意を得た上で，直ちにベッドサイドもしくは病棟処置室で局所麻酔下に開創を行い，吻合部を直接確認し，吻合部血栓の有無を確認する（ただし，患者が小児である場合を除く）．開創後，動脈血栓の場合はその場でできることはないので，早急に再手術への入室を手配する．静脈血栓の場合，直ちに吻合部より皮弁側で静脈を切断し，血栓を押し出して瀉血する．しばらく瀉血したら，静脈ク

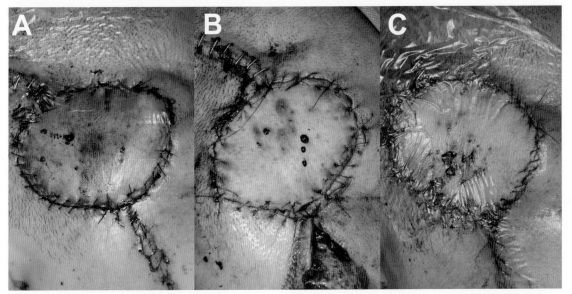

図 9. 静脈血栓に対し病棟開創を行い，その後，再手術を行い救済が可能であった症例の皮弁の外観
側頭部の肉腫切除後，遊離前外側大腿皮弁で再建を行った症例
A：術翌日早朝，開創前の所見．この後，病棟で局所麻酔下に開創処置を行い，静脈血栓を
確認し，静脈を切断・瀉血した．
B：再手術入室時の所見．瀉血により皮弁色調はAの時点より改善している．この後，静
脈の再吻合を行った．
C：再手術後4日目の所見．皮弁は生着した．

リップでクランプしておき，間歇的に解除・瀉血
を繰り返しながら，入室を待つ．この瀉血がうま
くいけば，再手術まで多少時間がかかっても，救
済できることが多い（図9）．吻合部血栓がない場
合でも，組織や血腫による圧迫が原因の場合は開
創処置で改善できることが多いので，消極的な経
過観察や入室準備を待って時間を浪費するのでは
なく，早急に対応することが大事である．

参考文献

1) 波利井清紀：組織学的にみた微小血管吻合．微小
血管外科．73-77，克誠堂出版，1977．
2) 関口順輔，大森喜太郎：臨床における Microsur-
gery の基本手技．手術．**32**：1063-1760，1978．
3) 松永若利ほか：マイクロサージャリーにおける血
管の検討　第1報　臨床例における動脈の組織所
見．日形会誌．**3**：446-453，1983．
4) Miyamoto, S., et al.：Versatility of a posterior-
wall-first anastomotic technique using a short-
thread double-needle microsuture for atheroscl-
erotic arterial anastomosis. Microsurgery. **28**：
505-508, 2008.
5) Ozkan, O., Ozgentas, H. E.：Open guide suture
technique for safe microvascular anastomosis.
Ann Plast Surg. **55**：289-291, 2005.
6) Miyamoto, S., et al.：Optimal technique for mic-
rovascular anastomosis of very small vessels：
Comparative study of three techniques in a rat
superficial inferior epigastric arterial flap model.
J Plast Reconstr Aesthet Surg. **63**：1196-1201,
2010.
7) Geierlehner, A., et al.：Meta-analysis of venous
anastomosis techniques in free flap reconstruc-
tion. J Plast Reconstr Aesthet Surg. **73**：409-420,
2020.
8) Zhu, Z., et al.：Mechanical versus hand-sewn
venous anastomoses in free flap reconstruction：
A systematic review and meta-analysis. Plast
Reconstr Surg. **141**：1272-1281, 2018.
9) Riot, S., et al.：A systematic review and meta-
analysis of double venous anastomosis in free
flaps. Plast Reconstr Surg. **136**：1299-1311, 2015.
10) Fujiki, M., et al.：Flow-through anastomosis for
both the artery and vein in leg free flap trans-
fer. Microsurgery. **35**：536-540, 2015.
11) Miyamoto, S., et al.：Early mobilization after
free-flap transfer to the lower extremities：pref-
erential use of flow-through anastomosis. Plast

Reconstr Surg Glob Open. **2**：e127, 2014.

12) Miyamoto, S., et al.：Large-to-small end-to-side venous anastomosis in free flap transfer. J Surg Res. **245**：377-382, 2020.

13) Maricevich, M., et al.：Interposition vein grafting in head and neck free flap reconstruction. Plast Reconstr Surg. **142**：1025-1034, 2018.

14) Ozbek, M. R., et al.：Experimental reproduction of free flap errors：a new model of thrombosis. Ann Plast Surg. **32**：474-477, 1994.

15) Kagaya, Y., et al.：Late arterial thrombosis after microvascular head and neck reconstruction due to combined factors of pedicle artery loop and submandibular gland swelling. Plast Reconstr Surg Glob Open. **5**：e1446, 2017.

〈動画解説〉

参考動画1 吻合中に動脈壁が裂けたところ
https://mypage.sasj2.net/jsprs/api/video/player/58

参考動画2 糸の結紮後に動脈壁が裂けたところ
https://mypage.sasj2.net/jsprs/api/video/player/59

参考動画3 "ギロチン型"切断による動脈断端の新鮮化
https://mypage.sasj2.net/jsprs/api/video/player/60

参考動画4 "缶切り型"切断による動脈断端の新鮮化
https://mypage.sasj2.net/jsprs/api/video/player/61

参考動画5 open guide suture technique による動脈端々吻合
https://mypage.sasj2.net/jsprs/api/video/player/62

参考動画6 両端針を用いた動脈端々吻合
https://mypage.sasj2.net/jsprs/api/video/player/63

参考動画7 自動縫合器による静脈端々吻合
https://mypage.sasj2.net/jsprs/api/video/player/64

参考動画8 口径差のある動脈間の端々吻合(左：頸横動脈，右：空腸動脈)
https://mypage.sasj2.net/jsprs/api/video/player/65

参考動画9 太→細の静脈端側吻合(large-to-small end-to-side anastomosis)(上：前外側大腿皮弁の静脈，下：深下腹壁静脈)
https://mypage.sasj2.net/jsprs/api/video/player/66

PEPARS No.179：23-35，2021

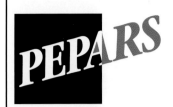

◆特集／マイクロサージャリーの基礎をマスターする

リンパ管関連疾患における画像検査と再建手術

山本　匠[*1]　山本奈奈[*2]　宮﨑柊子[*3]
景山貴史[*4]　坂井勇仁[*5]　十九浦礼子[*6]

Key Words：リンパ浮腫(lymphedema)，リンパ管細静脈吻合(lymphaticovenular anastomosis：LVA)，リンパ節移植術(lymph node transfer：LNT)，リンパ管移植術(lymphatic vessel transfer：LVT)，リンパ管間置移植術(lymph-interpositional flap transfer：LIFT)

Abstract　0.5 mm 未満の脈管の吻合可能とするスーパーマイクロサージャリーが確立し，リンパ管(集合リンパ管)吻合が臨床応用されるようになった．リンパ管関連疾患のうち再建手術が行われるものには，リンパ管が損傷しリンパ液が管外に漏れるリンパ漏・リンパのう胞と，リンパ管が閉塞しリンパ液がうっ滞するリンパ浮腫がある．いずれにおいてもリンパ管およびリンパ流を可視化する画像検査が極めて重要であり，主にリンパシンチグラフィ・SPECT/CT・ICG リンパ管造影・MR リンパ管造影が用いられている．リンパ循環動態に基づいて，リンパ管吻合・リンパ組織移植術などの様々なリンパ再建手術の中から適切な治療を選択する必要がある．

はじめに

0.5 mm 未満の脈管・神経の確実な吻合・縫合を可能とするスーパーマイクロサージャリーの確立により，穿通枝吻合・神経束再建・リンパ管吻合を駆使した様々な再建手術が臨床応用されるようになった．本稿では，リンパ浮腫に対するリンパ管細静脈吻合術(lymphaticovenular anastomosis；LVA)を中心に，リンパ管関連疾患に対するリンパ画像検査と再建手術につき概説する．

リンパ管関連疾患

リンパ流は身体各所の毛細リンパ管より始まり，前集合リンパ管そして集合リンパ管に流れていき，より中枢のリンパ槽・胸管などを通り静脈角で静脈に合流する．リンパ再建手術で吻合対象となるリンパ管は集合リンパ管および胸管であり，集合リンパ管には脂肪層を走行する浅集合リンパ管と，深筋膜下で動脈に伴走する深集合リンパ管がある．再建手術の適応となる主なリンパ管関連疾患には，リンパ流閉塞によるリンパ浮腫と，リンパ管外へのリンパ漏出によるリンパ漏・リンパのう胞がある．いずれにおいても，リンパ管などのリンパ組織の解剖およびリンパ流を可視化し評価することが，適切な治療法選択に不可欠である．リンパ浮腫では，「リンパ流閉塞」→「集合リンパ管拡張」→「集合リンパ管弁不全」→「リンパ

[*1] Takumi YAMAMOTO，〒162-8655　東京都新宿区戸山1-21-1　国立国際医療研究センター形成外科，診療科長／国際リンパ浮腫センター，センター長

[*2] Nana YAMAMOTO，国立国際医療研究センター，招聘医

[*3] Toko MIYAZAKI，国立国際医療研究センター形成外科，レジデント

[*4] Takashi KAGEYAMA，国立国際医療研究センター形成外科，レジデント

[*5] Hayahito SAKAI，国立国際医療研究センター形成外科，フェロー

[*6] Reiko TSUKUURA，国立国際医療研究センター形成外科，常勤医

逆流」→「より末梢のリンパ管弁不全・リンパ逆流」というダイナミックなリンパ循環動態の変化が生じること，および，リンパ管拡張・リンパうっ滞により「リンパ管硬化」をきたすことを理解する必要がある．リンパ管硬化の度合いは，後述するLVAの治療効果に直結するため，リンパ循環動態・リンパ管評価がリンパ浮腫外科治療の要となる．

リンパ画像検査

様々なリンパ画像検査があるが，基本的には造影剤を皮内・皮下注射しリンパ管を造影することで可視化する検査法である（以下，断りがない限り"注射＝皮下・皮内注射"を表す）．主な注射部位は，下肢では趾間部・内果・外果など，上肢では指間部・手関節部など，陰部では陰部正中線もしくは傍正中線上，下腹部では臍レベルの腹部・腰部，胸部では胸部正中線・前胸部・側胸部など，顔面では前額部・眉間・人中など正中線上であるが，主要路以外のリンパ流を可視化する場合は他の部位に注射することもある．深集合リンパ管も浅集合リンパ管との交通枝を介して造影されることもあるため，通常の注射法で造影され得るが，確実に深集合リンパ管を造影する場合は，それらが伴走している動脈周囲に注射するのがよい．

リンパ漏・リンパのう胞に対する検査では，病変部で漏出している液体が集合リンパ管由来であるかどうかの評価，および病変部に至るリンパ流（責任リンパ管）の同定が目的となる．リンパ解剖に基づき，病変部に至る可能性が高いリンパ流の末梢部に造影剤を注射し，病変部の液体が造影されれば責任リンパ管が同定される．

リンパ浮腫では，機能的な集合リンパ管の有無と異常リンパ流（dermal backflow；DB）の範囲の評価が重要であるため，注射直後の遷移相で機能的集合リンパ管を評価し，2時間後以降の平衡相でDB範囲を確認する．以下，各検査の特徴を概説する．

1．リンパシンチグラフィ，SPECT/CT

^{99m}Tc-HAS-D などのトレーサーを注射しリンパ管に取り込まれた放射性同位元素をシンチグラフィで可視化することで，深部リンパ系を含めたリンパ流を評価する方法で，リンパ流評価の国際的ゴールドスタンダードの検査法とされている．通常のリンパシンチグラフィ画像では深度評価が困難であり，LVA術前検査としては機能的集合リンパ管の有無は判別できるものの，体表へ投影し皮切部位の選定に用いることはできない．CT画像と合わせて表示するSPECT/CTでは，三次元的にリンパ流が評価でき，多少困難ではあるがLVA術前の皮切部位の選定にも用いることができる（図1）．しかし，ICGリンパ管造影やMRリンパ管造影など，他のリンパ管造影と比較すると画像は粗い．DB範囲などに基づいた重症度分類のほか，Transport index を用いた半定量的な評価法があり，リンパ再建手術の適応判断にも用いられている．

2．ICGリンパ管造影

ICGを注射し近赤外線カメラで観察することで，体表から2cm程度までの浅いリンパ流をリアルタイムで可視化する．リンパ循環動態の画像検査のなかで，最も異常リンパ流の検出感度・特異度が高く，リンパ浮腫の早期診断に適している．また，体表からの観察であること，リアルタイムで観察できることから，術前のリンパ管マッピング・マーキング，術中のナビゲーション・吻合評価，術後の開存評価など，リンパ再建手術に最も有用な検査のひとつである．平衡相での所見がリンパ循環評価に使用され，正常所見のLinearパターンと異常所見のDBパターンに分類される．DBパターンはさらに，軽度DBのSplash，中等度DBのStardust，高度DBのDiffuseパターンに分類される．造影所見がリンパ管の性状を間接的に反映していることが判明しており，DBパターンで集合リンパ管が同定できない場合でもSplash・Stardust・Diffuseの違いにより各リンパ再建手術の適応を検討するのに有用である（図2）．

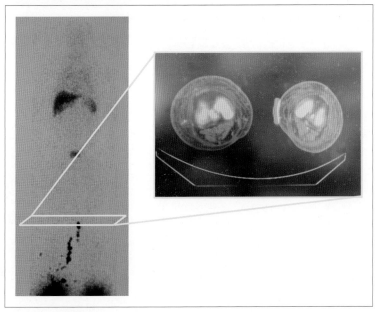

図 1. リンパシンチグラフィと SPECT/CT 画像

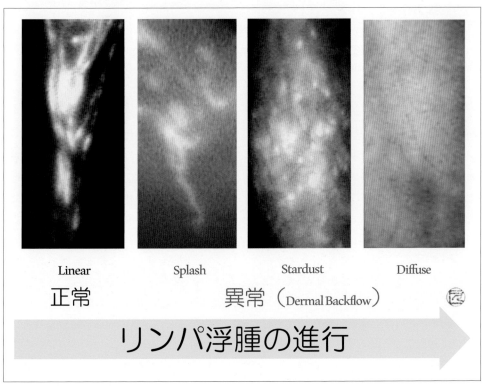

図 2.
平衡相における ICG リンパ管造影所見

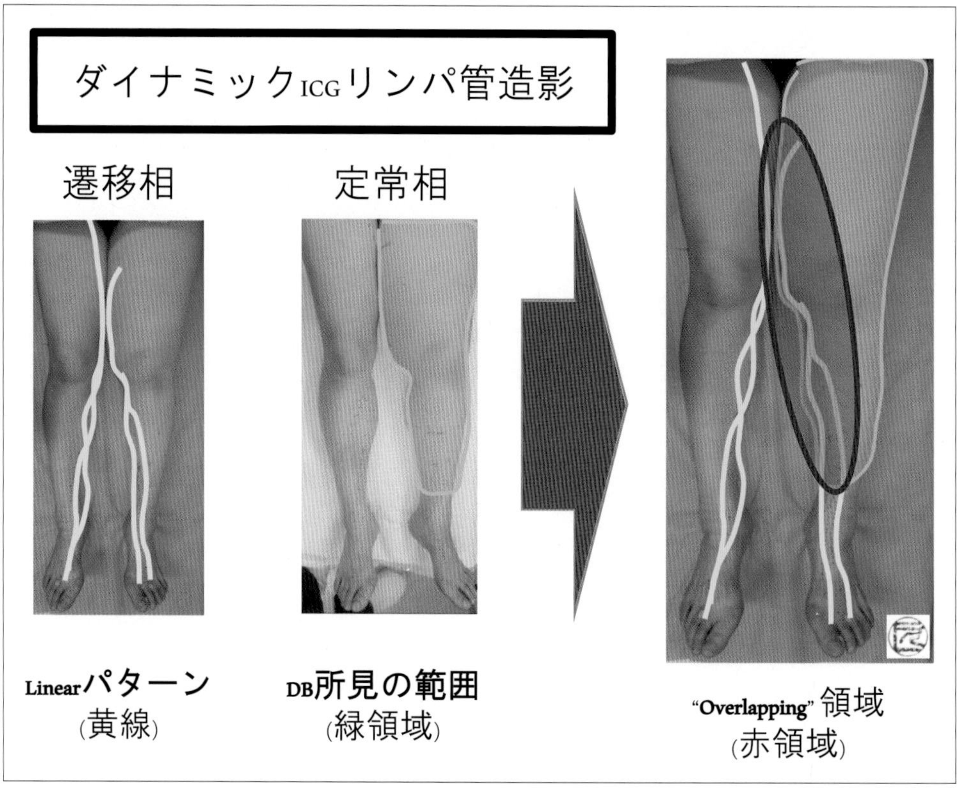

図 3．ダイナミック ICG リンパ管造影による overlapping 領域の同定
遷移相で Linear，平衡相で DB を呈する領域が LVA に適している．

　LVA 術前検査として用いる場合は，ICG 注射直後の遷移相で Linear パターンをマーキングし，2〜72 時間後の平衡相で DB の判別と範囲のマーキングを行う（ダイナミック ICG リンパ管造影：2回の観察）．遷移相で Linear パターンを呈し平衡相で DB パターンを呈する overlapping 領域がLVA に最も適している（平衡相でも Linear パターンを呈する場合，その部位の集合リンパ管は intact であることが多いため温存すべきである．overlapping 領域であれば，確実に集合リンパ管があり，かつ，適度なうっ滞・リンパ循環異常によりリンパ流が豊富であることが多い）(図3)．

　Linear パターンの可視性と DB パターンの種類・範囲に基づく，二次性リンパ浮腫用の重症度分類（ICG stage）と原発性リンパ浮腫用の分類法（ICG classification）がリンパ浮腫予後予測や各種治療適応の検討に用いられるほか，ICG velocity や transit time など定量的評価法も治療経過の評価に用いられる(図4, 5)．

3．MR リンパ管造影

　Gd-DTPA を注射し MRI を撮像することで，MR 画像として三次元的にリンパ流を可視化することができる．MR であるため，同時にリンパ貯留と脂肪沈着のバランスも評価できる（リンパ浮腫では長期経過により，間質に脂肪が沈着していく）．下肢全域など広範な範囲であっても鮮明にリンパ流を三次元的に可視化できるが，Gd-DTPA の皮下注射には皮膚壊死のリスクがあるため，リンパ浮腫の評価に用いる場合は注意が必要である．

　胆管・膵管の評価に用いられる MRCP と同様のプロトコールで撮像する"非造影 MR"もリンパ浮腫評価に用いられている．2 mm 程度まで拡張した太い集合リンパ管であれば，本法においてもリンパ管を可視化することができる(図6)．静脈も描出されるが，リンパ管は通常かなり蛇行しているため判別可能である．

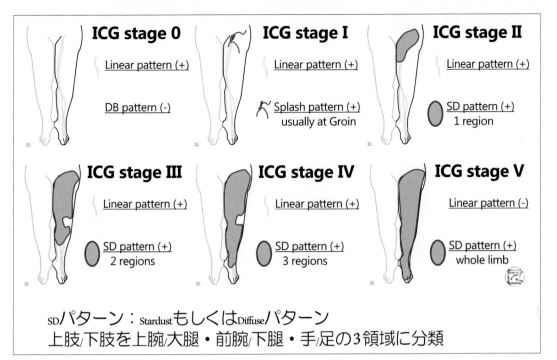

_{SD}パターン：_{Stardust}もしくは_{Diffuse}パターン
上肢/下肢を上腕/大腿・前腕/下腿・手/足の3領域に分類

図 4. 二次性リンパ浮腫に対する ICG リンパ管造影ステージ

図 5.
原発性リンパ浮腫に対する ICG リンパ管造影分類

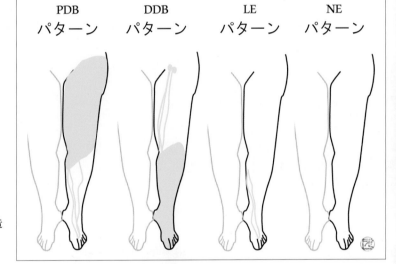

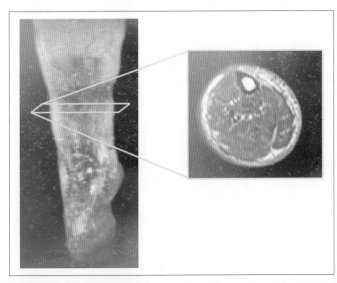

図 6.
非造影 MR によりリンパ浮腫評価

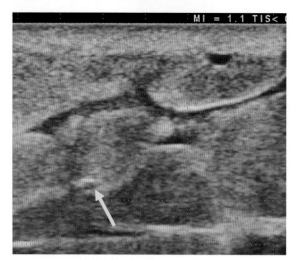

図 7. US による集合リンパ管（矢印）の同定

4．超音波

高周波（20〜30 MHz）の超音波であれば約 0.5 mm 以上のリンパ管を描出することができる. LVA に適した集合リンパ管は，浅筋膜下直下の深脂肪層を走行することが多いため，まず浅筋膜を同定し，その直下の脂肪隔壁間を注意深く観察する. リンパ流に垂直にプローブをあてて，リンパ流に沿って中枢から末梢にごく軽く圧迫しながら操作すると，リンパ管が拡張し同定しやすくなる（図7）. 超高周波（50〜70 MHz）の超音波を用いると，約 0.2 mm 以上のリンパ管まで描出可能で，太さによってはリンパ管内の弁や thrombus・再疎通の様子も評価できる. 画像評価の制度が著しく操作者に依存するものの，リンパ管の走行・状態を詳細に把握し，レシピエント静脈も同定・評価できるため，LVA 術前検査に極めて有用である.

超音波造影剤（ペルフルブタンマイクロバブル）を注射すると超音波画像上でリンパ管を造影することができるが，造影精度があまり高くなく造影時間も数十秒と短いことから，現時点では超音波リンパ管造影の実用性は低い.

5．リピオドールリンパ管造影

リンパ漏・リンパのう胞や乳び胸腹水などのリンパ漏出性疾患の診断・治療で，集合リンパ管にカニュレーションもしくはリンパ節を穿刺してリピオドールを注入する直接的リンパ管造影が用い

られることがある. リピオドール注入後に X 線もしくは CT 撮影を行うことでリンパ漏出部位を可視化する診断法となるとともに，注入されたリピオドールが炎症を起こし漏出部位を閉塞させる効果が期待できるためリンパ漏出性疾患の治療も兼ねる. 歴史的にはリンパ浮腫の評価にも用いられたこともあったが，そのリンパ閉塞作用からリンパ浮腫を増悪させるリスクが高いため，現在ではリンパ浮腫の検査としては用いられていない.

6．その他

その他のリンパ画像検査には，CT リンパ管造影や光音響イメージングがある. CT リンパ管造影では，CT 造影剤を注射した後に CT を撮像して三次元的にリンパ流を可視化することができる. 光音響イメージングは，光を照射された対象物から発生した光音響信号を検知することで三次元的な画像を得る検査である. 血液中のヘモグロビン由来の光音響信号を利用することで非造影下で血管の三次元構造を画像化できるが，ICG 注射によりリンパ管の三次元構造を画像化できる. 現時点では装置が高価で主に臨床研究での使用に留まっているが，リアルタイムでリンパ管・血管の微細構造を三次元的に可視化できるため，今後の日常臨床への実用化に向けた発展が期待される.

リンパ再建手術

リンパ再建手術は大きくリンパ管吻合術とリンパ組織移植術の2つに分けられる. 主なリンパ管吻合術には，リンパ管リンパ管吻合術（lymphaticolymphatic anastomosis；LLA），リンパ節静脈吻合術（lymph node-to-venous anastomosis；LNVA），リンパ管静脈埋入術もしくは古典的リンパ管静脈吻合術（lymphaticovenous implantation；LVI, classical lymphaticovenous anastomosis；cLVA），そして LVA がある. LLA が最も生理的であるが，長いリンパ管グラフトを要することが多く，ドナーリンパ浮腫のリスクもあることからあまり実用的ではない. LLA 以外のリンパ管吻合術はリンパ静脈バイパス術と呼ばれるが，リ

ンパ管と静脈の内皮同士が接合するLVAが血栓閉塞率が低く，スーパーマイクロサージャリーの確立とともに普及しつつある．

リンパ組織移植術には血管柄付きリンパ節移植術（vascularized lymph node transfer；LNT），血管柄付きリンパ管移植術（vascularized lymph vessel transfer；LVT），リンパ間置移植術（lymph-interpositional-flap transfer；LIFT）などがある．リンパ管吻合術と比べると侵襲が大きいため，リンパ管硬化が高度（ICG stage Vなど）でLVA治療効果が得られない重症リンパ浮腫で用いられることが多い．ドナーリンパ浮腫をきたさないよう，ICGリンパ管造影などによるリバースマッピングを併用して施行すべきである．リンパ組織移植術の手技などの詳細についてはPEPARS No. 150特集「穿通枝皮弁をあやつる―SCIP flapを極める！編―」（2018年6月号）『リンパ浮腫に対するSCIP flap移植術―リンパ節移植術（LNT）・リンパ管移植術（LVT）とリンパ管間置移植術（LIFT）―』（p.54～p.64）も参照されたい．

1．リンパ漏・リンパのう胞に対するリンパ管吻合術

圧迫・穿刺吸引・ドレナージ・陰圧閉鎖療法などの保存療法に抵抗する場合，外科治療が検討される．肉眼下に漏出部位を集簇結紮（周囲組織とともに大まかに結紮）する方法もあるが，保存療法抵抗例では流量が豊富なリンパ管が損傷されており，集簇結紮で漏出部位を確実に閉鎖できないことがある．また，流量豊富なリンパ管の閉鎖は，リンパ流閉塞によるリンパ浮腫発症リスクがあるため，可能な限り生理的なリンパ流となるよう再建するのが理想的である．

術前および術中ICGリンパ管造影ガイド下にリンパ漏出をきたしている責任リンパ管を同定することが，最初にして最重要ポイントである．流量豊富な集合リンパ管は，深脂肪層内（浅筋膜下）の浅集合リンパ管もしくは動脈に伴走する深集合リンパ管であることがほとんどである．深集合リンパ管を確実に造影するため，ICGを皮下・皮内だ

けでなく，末梢の動脈の近傍にも注射しておくとよい．

責任リンパ管を同定できたら，近傍にレシピエントを求める．リンパ節生検や外傷例では，近傍にintactなリンパ管があれば端側LLA（レシピエントリンパ流を阻害しないよう，レシピエントに側孔をあけて端側吻合），レシピエントリンパ管が見つからない場合は，静脈を用いたLVAを行う（図8，図9）．リンパ節郭清例ではLLAは不可能であるため，レシピエント静脈を探しLVAを行う．近傍にレシピエントが見つからない場合は，マイクロ下にリンパ管を結紮もしくは縫合して確実に漏出部を閉鎖する．閉鎖した場合は二次性リンパ浮腫のリスクがあるため，3～6か月ごとにICGリンパ管造影でフォローするのが好ましい（リンパ浮腫を発症した場合は早期LVAにより完治を目指す）．

2．リンパ浮腫に対するリンパ管吻合術

圧迫療法抵抗性のリンパ浮腫では外科治療の適応となり，最も低侵襲なリンパ外科治療であるLVAが多くの場合に第一選択となる．ダイナミックICGリンパ管造影で同定されたoverlapping領域に皮切部位をデザインする．術前エコーでリンパ管の性状および同程度の口径のレシピエント静脈を同定し，あらかじめマーキングしておくと剝離時間を短縮できる．LVAは他のリンパ静脈バイパス術より血栓閉塞率が低いものの，閉塞を完全に回避することは困難であるし，異なるリンパ管流域のリンパうっ滞には直接的な効果が期待しにくい．そのため，長期開存しリンパうっ滞を全体的に解除できるよう，異なるリンパ還流域で複数のLVAを行うことが重要となる．

術前マーキングや術中ICGリンパ管造影をもとに，剝離子などで鈍的に皮下組織を剝離（ピンポイント剝離）するのが一般的かもしれないが，下記の理由から，"浅筋膜を意識したlayer-by-layerの剝離法（系統的剝離）"を強くすすめる．ピンポイント剝離に慣れてしまうと，術前マーキングできない例（喘息・アレルギー例でICG注射禁

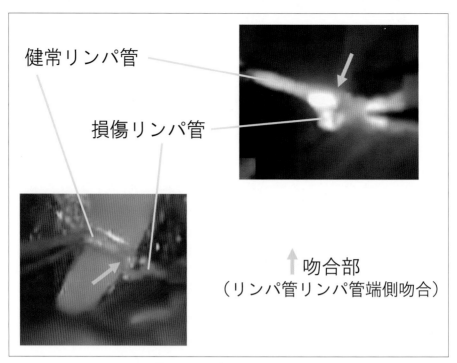

健常リンパ管

損傷リンパ管

吻合部
（リンパ管リンパ管端側吻合）

図 8. リンパ漏に対する LLA
損傷リンパ管を健常リンパ管に端側吻合（矢印）

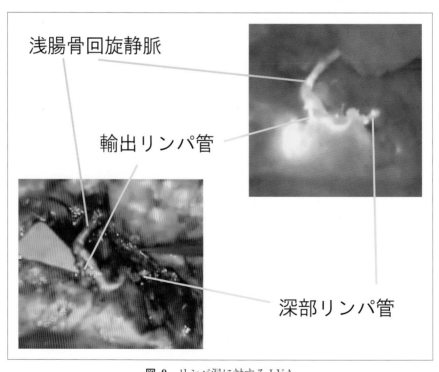

浅腸骨回旋静脈

輸出リンパ管

深部リンパ管

図 9. リンパ漏に対する LVA
大腿動脈に伴走する深部リンパ管と鼠径リンパ節輸出リンパ管を浅腸骨回旋静脈
の枝に吻合

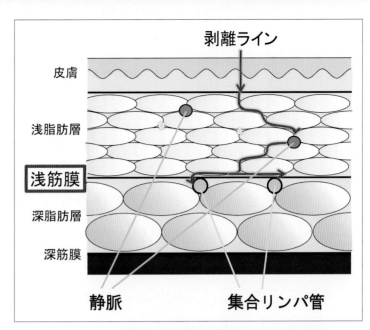

図 10.
系統的剥離による LVA の模式図

（皮膚）
剥離ライン
浅脂肪層
浅筋膜
深脂肪層
深筋膜
静脈
集合リンパ管

忌例，検査機器がない場合などで，解剖学的知識に基づいて皮切部位を選定せざるを得ない時）で系統的に脈管を剥離することが困難となる．ピンポイント剥離で脈管が発見できなかった場合，「探索不足で発見できない」のか「本当に脈管が存在しない」のかが判別しづらいため，「皮切の延長」「皮切部位の変更」といった次の一手を取るまでの時間がかかる（剥離時間が長くなる）．系統的剥離で脈管が発見できなければ，同部に「脈管がない」と確定できるため即座に次の一手を取れる．更に重要な点は，ICG リンパ管造影では造影されないリンパ管が存在することである．ICG リンパ管造影による術前マーキング・術中ナビゲーションに頼っていると，造影されないリンパ管を見落としたり損傷するリスクがある．色素注射による術中リンパ管染色でも同様で，染色されないリンパ管も存在するため，系統的剥離で「剥離対象領域に存在する全ての脈管を確保」するのがベストである（図 10）．

まず，レシピエントとして使用する可能性のある真皮直下の静脈を損傷しないよう注意し，皮切部位に 1％キシロカイン E で局所浸潤麻酔を行う．15 番メスで皮膚切開を行い，まず皮下静脈を剥離する．基本的に剥離操作は針先電気メスを用いて 5〜7 程度の出力の凝固モードで行い，脂肪小葉を損傷しないよう脂肪隔壁間を剥離していく．

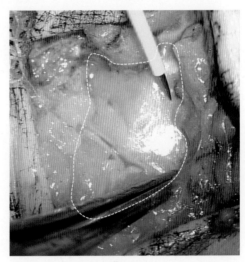

図 11.
静脈確保後に浅筋膜（点線範囲）を広く露出する．

術野の展開の妨げになるようであれば，静脈を可及的末梢まで長く剥離し切離する（多くの静脈弁を含め静脈逆流のリスクを減らすため）．静脈切離後は必ずヘパリン生食で静脈内腔を洗浄し，微小血栓を除去し静脈逆流の有無を評価する（微小血栓による静脈逆流の見落としに注意）．次に，浅筋膜を広く剥離し切開する（図 11）．多くの場合，吻合に適した集合リンパ管は浅筋膜直下の脂肪隔壁間に存在するため，浅筋膜切開時に損傷しないよう注意する．深脂肪層の脂肪隔壁間剥離で集合リンパ管を確保し吻合に移る．

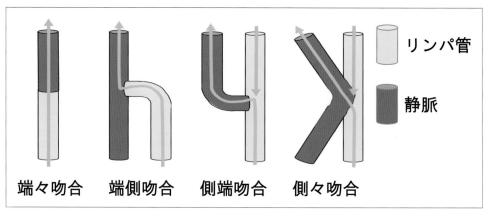

図 12. LVA における基本 4 吻合法

端々・端側・側端・側々の 4 つの基本吻合法から脈管の状態に応じて適切な吻合法を選択し，術野内で可能な限り多くのバイパスを作成する（図 12）．最も使用頻度が高いのは端々吻合と側端吻合である．静脈逆流を認める場合は長期開存率が低下するため，最も長期開存率の高い端々吻合を選択する．静脈逆流を認めない場合は側端吻合など他の吻合を検討しても良い．側端・側々吻合ではリンパ管切開が必要であり，リンパ管硬化が強い場合は避けるべきである．Temporary Lymphatic Expansion（TLE）操作によりリンパ管硬化を判定し，リンパ管硬化が軽度（s0-s1）でリンパ管径が術者にとって十分大きければ端側・側々吻合を選択する（図 13, 14）．端側吻合では常に静脈血流が吻合部に接し最も長期開存率が低いため，静脈が 2〜3 mm 以上太く極端な口径差を認める時以外は用いるべきでない．側々吻合は，複数のリンパ管を 1 本の静脈に吻合する際に他の吻合と併用して用いることが多いが（sequential 吻合），側々吻合が閉塞するとより末梢のすべてのバイパスが無効となるため注意が必要である．脈管の大きさや壁の厚さに合わせて針糸を選択するが，0.5 mm 未満の場合 12-0，0.5〜1.0 mm で 11-0 を用いるのが目安である（0.2 mm 未満の場合は 12-0 s）．どの吻合法においても基本的には backwall-first で吻合するのがおすすめである（いかなる状況でも対応可能なため）．側々吻合など吻合径が 2 mm 程度の場合は連続縫合を用いても良い．

吻合後は，リンパ液が吻合部を通過し静脈が透明になることで開存を確認する．リンパ液の漏出があると，後述の術後圧迫による開存改善効果が期待できないため，吻合部および静脈枝などから漏出がないことを確認する．微小漏出の検出には ICG リンパ管造影が有用である（図 15）．術後のストッキング着用時の shear-stress に晒されにくいよう，なるべく脈管を脂肪層の奥深くに埋めて閉創する．術直後より術前同様の圧迫療法を開始する（閉塞性リンパ浮腫では，リンパ流は中枢で閉塞しているため圧迫によりリンパ内圧が上昇する．一方，静脈は閉塞しておらず圧迫により圧は変化しないため，圧迫によりリンパ圧が常に静脈圧より高くなり，リンパ⇒静脈の定常流により吻合部閉塞が予防できる）．LVA の手術手技の詳細については PEPARS No.72 特集「実践的局所麻酔—私のコツ」（2012 年 12 月号）『局所麻酔下リンパ管細静脈吻合術のコツ』（p.28〜p.39）も参照されたい．

まとめ

再建手術適応のリンパ管関連疾患にはリンパ漏・リンパのう胞とリンパ浮腫があるが，いずれにおいてもリンパ管およびリンパ流を可視化する画像検査が極めて重要である．リンパ循環動態に基づいて，リンパ管吻合・リンパ組織移植術などの様々なリンパ再建手術の中から適切な治療を選択する必要がある．特にリンパ浮腫診療においては，周術期圧迫療法および手術適応・手術部位選定・吻合法選定など，吻合そのものよりも重要なポイントが多いため，病態生理をよく理解しなけ

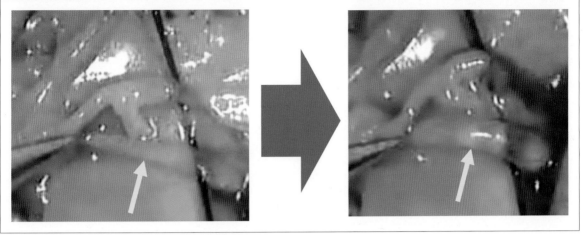

図 13. Temporary Lymphatic Expansion 操作
リンパ管（矢印）中枢をクランプし，術野の末梢をマッサージして，リンパ管が拡張すれ
ばリンパ管硬化は軽度（s0-s1）と判断できる.

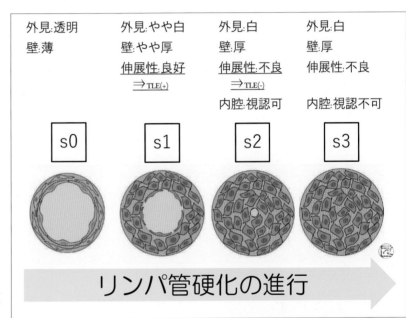

外見:透明　外見:やや白　外見:白　外見:白
壁:薄　壁:やや厚　壁:厚　壁:厚
　　　伸展性:良好　伸展性:不良　伸展性:不良
　　　⇒ TLE(+)　⇒ TLE(-)
　　　　　　　　内腔:視認可　内腔:視認不可

s0　s1　s2　s3

リンパ管硬化の進行

図 14.
リンパ管硬化の重症度分類

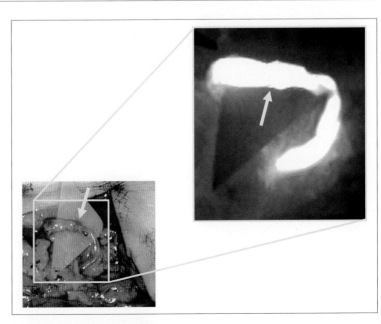

図 15.
術中ICGリンパ管造影によ
るLVA後の吻合部（矢印）
開存評価

ればならない.

謝　辞

原稿執筆にあたりご協力いただいた山本りこ，山本瑞希，両氏に感謝致します.

参考文献

1) Yamada, Y.：Studies on lymphatico-venous anastomoses in lymphedema. Nagoya J Med. **32**：1-21, 1969.

2) Koshima, I., et al.：Supermicrosurgical lymphaticovenular anastomosis for the treatment of lymphedema in the upper extremities. J Reconstr Microsurg. **16**：432-437, 2000.

3) Baulieu, F., et al.：Contributions of SPECT/CT imaging to the lymphoscintigraphic investigations of the lower limb lymphedema. Lymphology. **46**(3)：106-119, 2013.

4) Forte, A. J., et al.：Use of magnetic resonance imaging lymphangiography for preoperative planning in lymphedema surgery：A systematic review. Microsurgery. **41**(4)：384-390, 2021.

5) Yamamoto, T., et al.：Characteristic indocyanine green lymphography findings in lower extremity lymphedema：the generation of a novel lymphedema severity staging system using dermal backflow patterns. Plast Reconstr Surg. **127**(5)：1979-1986, 2011.
   Summary ICG リンパ管造影における典型的な所見を分類し，病態生理に基づいた ICG リンパ管造影重症度分類の世界初の報告.

6) Yamamoto, T., et al.：Indocyanine green(ICG)-enhanced lymphography for upper extremity lymphedema：a novel severity staging system using dermal backflow(DB)patterns. Plast Reconstr Surg. **128**(4)：941-947, 2011.
   Summary 上肢リンパ浮腫における典型的 ICG リンパ管造影所見を分類し，病態生理に基づいた上肢リンパ浮腫重症度分類の世界初の報告.

7) Yamamoto, T., et al.：Indocyanine green lymphography findings in primary leg lymphedema. Eur J Vasc Endovasc Surg. **49**：95-102, 2015.
   Summary 原発性下肢リンパ浮腫における特徴的 ICG リンパ管造影所見および分類法の報告.

8) O'Brien, B. M., et al.：Effect of lymphangiography on lymphedema. Plast Reconstr Surg. **68**(6)：922-926, 1981.
   Summary リンパ浮腫増悪リスクがあるためり

ンパ浮腫評価としてのリピオドールリンパ管造影の注意を喚起.

9) Yamamoto, T., et al.：The earliest finding of indocyanine green(ICG) lymphography in asymptomatic limbs of lower extremity lymphedema patients secondary to cancer treatment：the modified dermal backflow(DB)stage and concept of subclinical lymphedema. Plast Reconstr Surg. **128**(4)：314e-321e, 2011.
   Summary 片側性下肢リンパ浮腫症例の解析から無症候性リンパ浮腫の概念および定義を提唱.

10) Yamamoto, T., et al.：Efferent lymphatic vessel anastomosis(ELVA)：supermicrosurgical efferent lymphatic vessel-to-venous anastomosis for the prophylactic treatment of subclinical lymphedema. Ann Plast Surg. **76**(4)：424-427, 2016.
    Summary 無症候性下肢リンパ浮腫における鼠径リンパ節輸出リンパ管吻合(ELVA)の臨床的意義・有用性を報告.

11) Yamamoto, T., et al.：Indocyanine green(ICG)-enhanced lymphography for evaluation of facial lymphoedema. J Plast Reconstr Aesthet Surg. **64**(11)：1541-1544, 2011.

12) Suzuki, Y., et al.：Subcutaneous lymphatic vessels in the lower extremities：comparison between photoacoustic lymphangiography and near-infrared fluorescence lymphangiography. Radiology. **295**(2)：469-474, 2020.

13) Yamamoto, T., et al.：Optimal sites for supermicrosurgical lymphaticovenular anastomosis：an analysis of lymphatic vessel detection rates on 840 surgical fields in lower extremity lymphedema. Plast Reconstr Surg. **142**(6)：924e-930e, 2018.
    Summary LVA を行う必要要件である"リンパ管発見率"に関連する因子を多変量解析により明らかにした.

14) Yamamoto, T., et al.：Lymphatic vessel diameter in female pelvic cancer-related lower extremity lymphedematous limbs. J Surg Oncol. **117**(6)：1157-1163, 2018.
    Summary LVA 成否の重要因子の1つである"リンパ管径"に関連する因子を多変量解析により明らかにした.

15) Yamamoto, T., et al.：Lambda-shaped anastomosis with intravascular stenting method for safe and effective lymphaticovenular anastomosis. Plast Reconstr Surg. **127**(5)：1987-1992, 2011.
    Summary 様々な吻合方法および初心者でも両

方向のバイパス作成が可能なラムダ型吻合を報告.

16) Yamamoto, T., et al.：A modified side-to-end lymphaticovenular anastomosis. Microsurgery. **33**(2)：130-133, 2013.
Summary　端々・端側・側端に続く4つ目の基本吻合形態である側々吻合を用いた効率的な両方向バイパス作成術の報告.

17) Yamamoto, T., et al.：Sequential anastomosis for lymphatic supermicrosurgery：multiple lymphaticovenular anastomoses on one venule. Ann Plast Surg. **73**(1)：46-49, 2014.
Summary　側々吻合を組み合わせることにより，静脈1本で複数のリンパ管を吻合する sequential 吻合の報告.

18) Yamamoto, T., et al.：Factors associated with lymphosclerosis：an analysis on 962 lymphatic vessels. Plast Reconstr Surg. **140**(4)：734-741, 2017.
Summary　LVA 抵抗性となる原因の"リンパ管硬化"に関連する因子を多変量解析により明らかにした.

19) Hayashi, A., et al.：Ultrasound visualization of the lymphatic vessels in the lower leg. Microsurgery. **36**(5)：397-401, 2016.

20) Ishiura, R., et al.：Comparison of lympho-venous shunt methods in rat model：Supermicrosurgical lymphaticovenular anastomosis versus microsurgical lymphaticovenous implantation. Plast Reconstr Surg. **139**(6)：1407-1413, 2017.
Summary　LVA が LVI に比べ開存率が良好であることを動物モデルで示した.

21) Yamamoto, T., et al.：Side-to-end lymphaticovenular anastomosis through temporary lymphatic expansion. PLoS ONE. **8**(3)：e59523, 2013.
Summary　TLE 操作を用いた側端吻合の解析.

22) Yamamoto, T., et al.：Lymph flow restoration after tissue replantation and transfer：importance of lymph axiality and possibility of lymph flow reconstruction using free flap transfer without lymph node or supermicrosurgical lymphatic anastomosis. Plast Reconstr Surg. **142**(3)：796-804, 2018.
Summary　LIFT の基となる"リンパ軸性"のコンセプトを提唱.

23) Yamamoto, T., et al.：Lymph-interpositional-flap transfer(LIFT) based on lymph-axiality concept：simultaneous soft tissue and lymphatic reconstruction without lymph node transfer or lymphatic anastomosis. J Plast Reconstr Aesthet Surg. **74**(10)：2604-2612, 2021.
Summary　LIFT による四肢軟部組織・リンパ同時再建例を解析し，リンパ浮腫発症予防に有効であることを報告.

24) Yamamoto, T., et al.：Quadruple-component superficial circumflex iliac artery perforator (SCIP)flap：a chimeric SCIP flap for complex ankle reconstruction of an exposed artificial joint after total ankle arthroplasty. J Plast Reconstr Aesthet Surg. **69**(9)：1260-1265, 2016.

25) Yamamoto, T., et al.：Complete lymph flow reconstruction：a free vascularized lymph node true perforator flap transfer with efferent lymphaticolymphatic anastomosis. J Plast Reconstr Aesthet Surg. **69**(9)：1227-1233, 2016.
Summary　LNT に ELLA(輸出リンパ管を用いた LLA)を併用することで，正常なリンパ流を再建する術式の報告.

26) Brahma, B., Yamamoto, T.：Breast cancer treatment-related lymphedema(BCRL)：an overview of the literature and updates in microsurgery reconstruction. Eur J Surg Oncol. **45**(7)：1138-1145, 2019.

27) Yamamoto, T., et al.：Simultaneous multi-site lymphaticovenular anastomoses for primary lower extremity and genital lymphoedema complicated with severe lymphorrhea. J Plast Reconstr Aesthet Surg. **64**(6)：812-815, 2011.

28) Yamamoto, T., et al.：Factors associated with lower extremity dysmorphia caused by lower extremity lymphedema. Eur J Vasc Endovasc Surg. **54**(1)：69-77, 2017.

29) Yamamoto, T., et al.：Minimally invasive lymphatic supermicrosurgery(MILS)：indocyanine green lymphography-guided simultaneous multi-site lymphaticovenular anastomoses via millimeter skin incisions. Ann Plast Surg. **72**(1)：67-70, 2014.

30) Yamamoto, T., et al.：Navigation lymphatic supermicrosurgery for iatrogenic lymphorrhea：supermicrosurgical lymphaticolymphatic anastomosis and lymphaticovenular anastomosis under indocyanine green lymphography navigation. J Plast Reconstr Aesthet Surg. **67**(11)：1573-1579, 2014.
Summary　リンパ漏・リンパのう胞に対する ICG リンパ管造影ナビゲーションを用いた LLA・LVA の報告.

PEPARS　No.179：36-45，2021

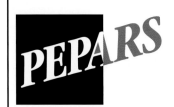

◆特集／マイクロサージャリーの基礎をマスターする

神経のマイクロサージャリー

松田　健*1　依田拓也*2

Key Words：末梢神経(peripheral nerve)，マイクロサージャリー(microsurgery)，神経損傷(nerve injury)，神経縫合(neurorrhaphy, nerve suture)，神経移植(nerve graft)，神経移行(nerve transfer)

Abstract　　末梢神経損傷は日常頻繁に遭遇する病態であるが，正しい治療を行うためには正確な診断と病態の把握，外科的治療の適応判断ならびにその手技など，多くのポイントが存在する．
　本稿では末梢神経損傷の病態とマイクロサージャリーを用いた神経剥離術，神経縫合術，神経移植術，神経移行術など，外科的治療の実際について解説する．

はじめに

　末梢神経損傷は日常的に遭遇することが多く，その外科的治療にはマイクロサージャリーを用いた確実かつ愛護的操作が望ましい．本稿では末梢神経損傷の病態と治療について実際の症例を提示しながら解説する．

末梢神経の解剖

　末梢神経は脊髄前核の運動神経細胞から伸びる運動軸索と後根神経節の感覚神経細胞から伸びる感覚軸索が束となり，さらに交感神経節からの節後線維が加わって神経線維束となる．これらが束となり，神経幹が構成される(図1)．

　軸索は多数のSchwann細胞に囲まれており，軸索やSchwann細胞，血管を包む結合組織を神経内膜(endoneurium)と呼ぶ．更にそれらを神経

周膜(perineurium)が束ねて神経束(funiculus)となり，複数の神経束を神経上膜(epineurium)が束ねて神経幹を形成している(図2)．手術用顕微鏡を用いた操作で修復可能なレベルは神経束までである．

末梢神経損傷部位の評価

　神経損傷に伴う症状はその部位，程度により多様である．知覚鈍麻・麻痺，運動麻痺を生じている部位・範囲より傷害された神経を推定し得る．局所麻酔，神経ブロック，全身麻酔の後ではこれらの所見が得られなくなるので，麻酔を行う前に麻痺の症状を確認しておくべきである．

神経損傷の評価

　末梢神経損傷の程度はSeddonの分類やSunderlandの分類が広く用いられている[1~3]．

　Seddon分類は以下の3型に分類される．

1．neurapraxia(一過性神経伝導障害)

　軸索断裂のない，一過性伝導障害であり，2か月以内に回復する．

2．axonotmesis(軸索断裂)

　軸索と髄鞘は断裂し，損傷部より末梢でWaller

---

*1 Ken MATSUDA，〒951-8510　新潟市中央区旭町通1-757　新潟大学形成・再建外科学教室，教授
*2 Takuya YODA，同大学健康寿命延伸・運動器疾患医学講座，特任助教

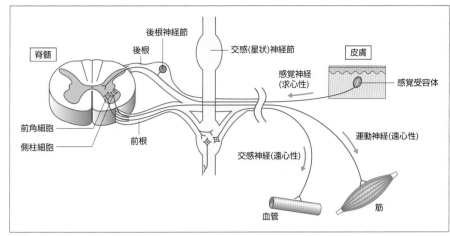

図 1.
脊髄神経の解剖

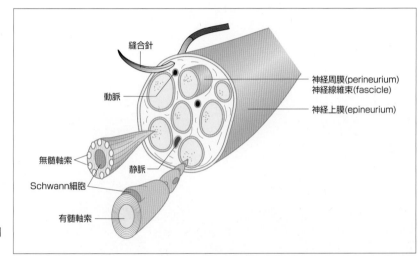

図 2.
末梢神経の解剖

変性に陥るが，Schwann 細胞の基底膜は連続性を保つため，軸索は再生し神経機能の自然回復が得られる．

3．neurotmesis（神経断裂）

神経の連続性が完全に絶たれ，損傷部より末梢でWaller 変性に陥る．中枢側断端は神経腫を形成する．

Sunderland は神経損傷をさらに詳しく，5 段階に分類した．

Ⅰ度：伝導障害
Ⅱ度：軸索の断裂
Ⅲ度：Ⅱ度＋髄鞘・神経内膜の断裂
Ⅳ度：Ⅲ度＋神経周膜の断裂
Ⅴ度：Ⅳ度＋神経上膜の断裂

治 療

神経の損傷程度により治療法が選択される．neurapraxia や神経断端が離開していない axonotmesis は保存治療が適応となり，neurotmesis は神経縫合術が適応となる．一般的に鋭利な刃物による外傷に完全麻痺を伴う場合は neurotmesis が予想され，骨折や打撲に伴う不全麻痺では neurapraxia が多い[3]．

神経の完全断裂は neurotmesis，Sunderland のⅤ度であり，外科的介入を迷うことはない．麻痺があっても自然回復が期待できる場合は外科的介入の必要はないとされるが，麻痺や損傷の度合いがはっきりしない場合には直視下に確認することも考慮する．直視下に神経の断裂が明らかとなる場合もある一方，多くの挫滅・不全断裂においては同一神経内に上記様々な程度の神経損傷が混在

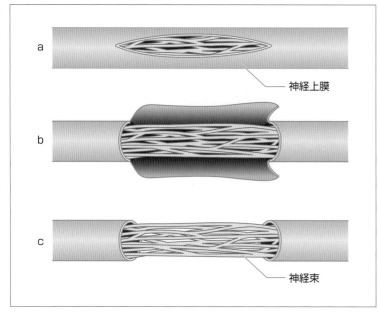

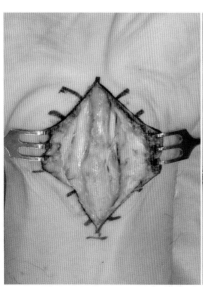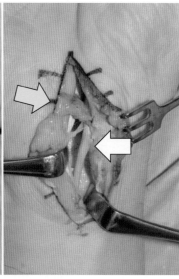

図 3.
神経剝離術
   a：神経上膜切開術（epineurotomy）
   b：神経上膜切除（epineurectomy）
   c：神経束間剝離（interfascicular neurol-
      ysis）

a｜b

図 4.
症例 1：68 歳，男性．正中神経癒着による
痺れ・短母指外転筋萎縮
   a：横手根靭帯の遺残と同部位で正中
      神経の癒着を認めた．
   b：神経絞扼部に対する有茎脂肪弁に
      よる被覆（黄矢印）と，母指対立障害に
      対する腱移行術（白矢印）を施行した．

することになるため，神経修復を行うか否かの判
断は必ずしも容易ではない．

  1．神経剝離術（図 3)[4]

  圧迫や牽引などによる neurapraxia を予想した
が，2〜3 か月待機しても回復しない場合や axo-
notmesis を予想したものの Tinel 徴候が進まない
場合や絞扼性神経障害などで適応となる．機械的
圧迫の解除による神経内血流と軸索流の改善を期
待し，軸索の正常化を促す．

  A．神経外剝離術（external neurolysis）

  神経周囲の瘢痕の切除や靭帯切離などにより圧
迫を解除する．

  症例 1：68 歳，男性．正中神経癒着による痺れ・
短母指外転筋萎縮（図 4）

  3 年前から右手の痺れが出現し，2 年前に近医で
手根管開放術を施行された．しかしその後も痺れ
が改善せず，徐々に短母指外転筋の萎縮も出現し
たため紹介された．腕神経叢ブロック麻酔下に直
視下手根管開放を行った．横手根靭帯の遺残と同
部位での正中神経の癒着を認め，神経外剝離術を
行った．その後に神経絞扼部に対する有茎脂肪弁
による被覆と，母指対立障害に対する腱移行術を
施行した．術後は速やかに痺れとつまみ動作の改
善が得られ，1 年経過時点で再発を認めていない．

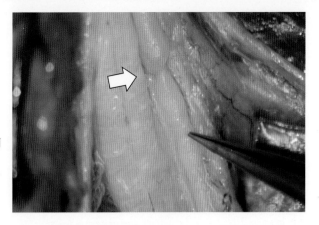

図 5.
症例 2：45 歳，男性．絞扼による前骨間
神経麻痺
前骨間神経に絞扼によるくびれ（矢印）を
認め，神経上膜切開術を施行した．

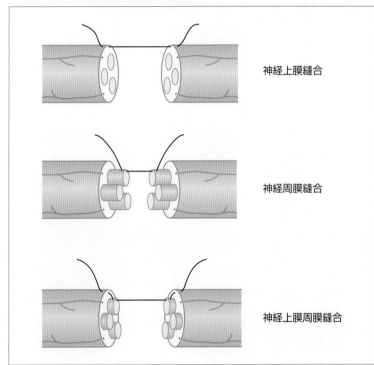

神経上膜縫合

神経周膜縫合

神経上膜周膜縫合

図 6.
神経縫合法
細い神経では神経上膜縫合，神経束
の多い太い神経では神経上膜・周膜
縫合法を用いることを原則とする．

神経剝離による手術侵襲はさらなる癒着の危険が
あり，何らかの癒着予防措置を施すことも多い．

B．神経内剝離術（internal neurolysis）

神経上膜切開術（epineurotomy），神経上膜切除
術（epineurectomy），神経束間剝離術（interfas-
cicular neurolysis）に分けられ，後者になるほど
徹底した神経内除圧となる一方で，後に瘢痕化が
強く進行する危険性もある．

症例 2：45 歳，男性．絞扼による前骨間神経麻
痺

前骨間神経に絞扼によるくびれを認め，神経上
膜切開術を施行した（図 5）が，術後も麻痺の改善

が乏しく，後日腱移行術による機能再建を要した．

2．神経縫合術[5]

神経の連続性が絶たれた状態，すなわち neu-
rotmesis（Sunderland 分類Ⅳ度，Ⅴ度）で神経断端
同士が緊張なく縫合可能な場合は，神経縫合術が
適応となる．

A．神経縫合法の種類

神経縫合法には以下の縫合法がある（図 6）．

1）神経上膜縫合（epineurial suture）

神経上膜同士を縫合し断端同士を接合させる方
法である．顔面神経・指神経・皮神経などの細い
神経，神経束の少ない神経では通常神経上膜縫合

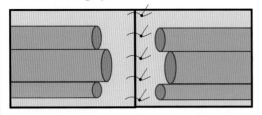

a. 隙間（gap）

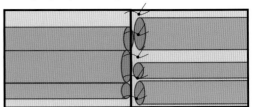

b. ずれ（offset）

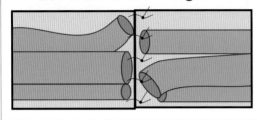

c. 折れ曲がり（buckling）

図 7. 神経上膜縫合における問題

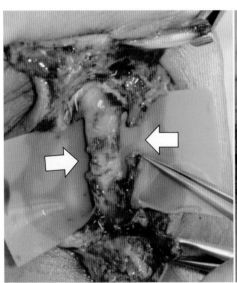
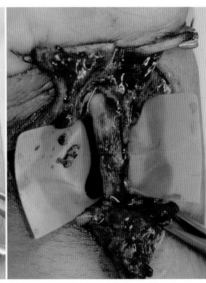

a | b

図 8.
症例 3：28 歳，男性．正中神経
損傷
　a：正中神経手掌枝と尺側
　　の神経束 1 本の損傷を認
　　めた（矢印）．
　b：8-0 ナイロンで神経上膜
　　縫合を施行した．

のみで良好な成績が得られる．手技的に容易であり，神経束に縫合糸がかからないため神経束への損傷が軽微である点で優れているが，縫合された神経上膜内での神経束同士の隙間（gap），ずれ（offset），折れ曲がり（buckling）が生じやすいことが問題となる（図 7）．これらを極力避けるために，神経上膜，神経束の適切なトリミング，神経上膜同士のねじれのない適切な接合（神経上膜の血管走行を参考にすることが多い）を心がける．

症例 3：28 歳，男性．正中神経損傷（図 8）
　自殺目的に右前腕を自傷した．救急外来で創のみ縫合され，翌日外来を受診した．手掌と右環指橈側に痺れを訴え，正中神経損傷疑いで手術を施行した．創を延長して展開すると，正中神経手掌枝と尺側の神経束 1 本の損傷を認め，8-0 ナイロンで神経上膜縫合を施行した．術後 6 か月で痺れは消失し，Semmes-Weinstein monofilaments test は Blue まで回復した．

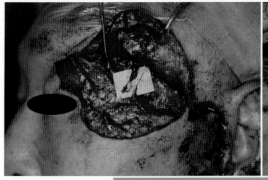
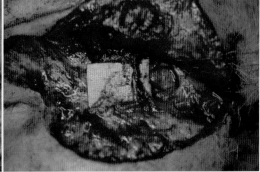

a	b
c	d
e	f

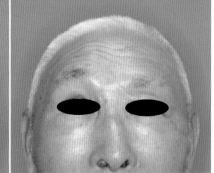
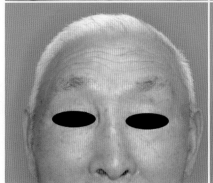
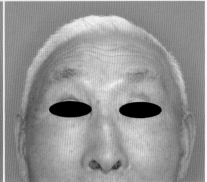

図 9.
症例 4：75 歳，男性．熊外傷に伴う
左顔面神経側頭枝完全断裂
　　a：左顔面神経側頭枝の完全断裂
　　　を認める．
　　b：断端のトリミング，周囲の剝
　　　離を行い，9-0 ナイロンで神経上
　　　膜縫合を行った．
　　c：術後 3 か月，安静時
　　d：術後 3 か月，上方視時
　　e：術後 1 年，安静時．安静時の
　　　対称性の改善を認める．
　　f：術後 1 年，上方視時．健側の
　　　8 割程度の眉毛挙上が可能と
　　　なった．
（文献 6：pp109，図 1 より転載）

　症例 4：75 歳，男性．熊外傷による左顔面神経
側頭枝完全断裂[6]（図 9）
　山中で熊に襲われ左顔面の挫創を受傷，救急搬
送された．左顔面の剝脱創内を観察し，断裂した
顔面神経側頭枝を確認した．末梢側，中枢側の
各々の最小限のトリミング，剝離を行った後に
10-0 ナイロン糸にて 3 針神経上膜縫合を行った．
術後 6 か月より前頭部の皺を認めるようになり，
術後 1 年で健側の 80％程度の眉毛挙上の動きが得
られている．

2）神経周膜縫合
　神経周膜同士を縫合し，個々の神経束同士を接
合する方法である．正しい神経束同士を縫合でき

れば理論的には過誤支配を最小限にできるが，実
際には神経束に損傷が加わるため瘢痕化を強めて
良好な成績が得られにくい．現実的には行われる
ことはあまりない．

3）神経上膜周膜縫合
　神経上膜表面を走行する血管の位置や断端の神
経束地図を参考にし，神経上膜と一部の神経周膜
に糸をかけて対応する神経束同士を接合する方法
である．正中神経などの神経束の多く太い神経で
用いられる．
　症例 5：48 歳，男性．全型腕神経叢損傷（図 10）
　バイクで転倒し，左鎖骨骨折と全型腕神経叢損
傷を受傷．MRI で C6〜T1 の神経根引き抜きと鎖

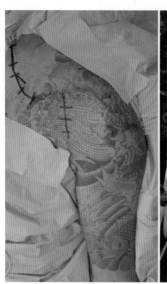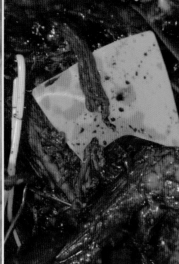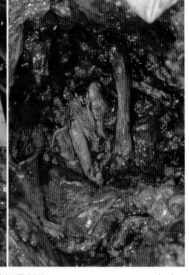

図 10. 症例 5：48 歳，男性. 全型腕神経叢損傷 　　　　　a｜b｜c
　　　a：術前
　　　b：上神経幹完全断裂を認めた.
　　　c：神経上膜周膜縫合後

骨部での上神経幹断裂が疑われ，手術を施行した. 腕神経叢を展開すると，鎖骨骨折部で上神経幹の断裂を認めた. 断端をトリミングし，神経束を合わせて 8-0 ナイロンで神経上膜周膜縫合を行った. その後，縫合部をフィブリン糊にて固定した. 術後 5 か月時点では肩関節周囲の知覚は改善しているが，筋収縮は出現していない.

● 端側神経縫合（end-to-side neurorrhaphy）

末梢神経の修復は端々神経縫合を原則とするが，引き抜き損傷や悪性腫瘍の合併切除，中枢性の麻痺等により，中枢側の断端が利用できない場合に近隣にある正常な神経（ドナー神経）の側面に末梢側断端を縫合する. ドナー神経を完全切断せず，その機能を損なうことなくレシピエント神経の再生を得ようとするものであり，これを用いて後述の神経移行術を行う場合も多い. 通常，縫合部ではドナー神経の神経上膜もしくは神経周膜の開窓を行った後に神経上膜縫合を行う.

3．神経移植術

強い緊張下での神経縫合は手技的に困難かつ術後成績も不良となるため，切断部の末梢側・中枢側剝離による授動，四肢においては術後の近位関節屈曲位固定等を行い十分な神経縫合部の緊張低下を図る. しかしながら腫瘍切除や組織欠損，断端のトリミング，デブリードマン等により，直接縫合が困難となる程度の神経欠損が生じた場合，神経移植を選択すべきである. 直接縫合が可能であるか否かは切断される神経の部位や太さによるが，目安としては「8-0 ナイロン糸で神経上膜同士を接合させることが困難」であれば神経移植を行うこととしている.

移植神経としては腓腹神経，前腕内側皮神経，大耳介神経，外側大腿皮神経などが採取・利用されるが，手術瘢痕が目立たないこと，脱失症状が軽度であること，最大 30 cm 超の神経が採取できることなどから，腓腹神経が利用しやすい.

A．自家神経移植術

直接縫合が困難となる程度の神経欠損が生じた際に多くの場合，第一選択となる. 放射線照射後や皮質骨の直上など，下床の条件が悪い場合に通常の自家神経移植では良好な回復が得られないと考えられる場合，血管柄付き神経移植術を行う場合もある.

症例 6：38 歳，女性. 耳下腺癌拡大切除に伴う顔面神経全欠損（図 11，12）

耳下腺癌切除に伴い，広範な顔面神経欠損を生

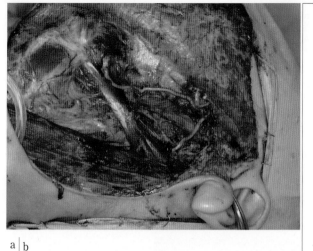
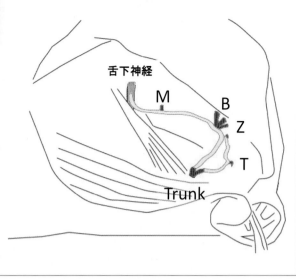

舌下神経

M　B　Z　T

Trunk

a | b

図 11. 症例 6：38 歳，女性．左耳下腺癌拡大切除に伴う顔面神経全欠損
顔面神経の中枢断端は上行枝-下行枝の分枝より末梢であったため，腓腹神経を用いて
各々にループ型神経移植（上行枝-側頭枝-頬骨枝と下行枝-頬筋枝-下顎縁枝-舌下神経）
を行った．下行枝の再建に用いた移植神経の遠位端は舌下神経に端側縫合を行った．
黄色：移植神経，紫：顔面神経中枢断端ならびに末梢断端，青：舌下神経
Trunk：顔面神経本幹，T：側頭枝，Z：頬骨枝，B：頬筋枝，M：下顎縁枝

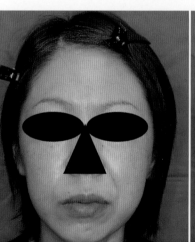
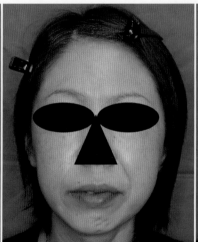
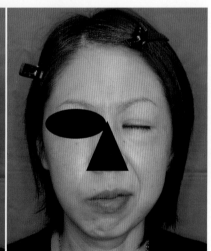

a | b | c

図 12. 症例 6：38 歳，女性．左耳下腺癌拡大切除に伴う顔面神経全欠損
　a：術後 2 年，平常時．安静時の対称性は良好である．
　b：術後 2 年，「イー」時．口角の動きも良好である．
　c：術後 2 年，閉瞼時．病的共同運動を認めるが，完全閉瞼が得られている．

じた．顔面神経の中枢断端は上行枝-下行枝の分
枝より末梢であったため，腓腹神経を用いて各々
にループ型神経移植[7]（上行枝-側頭枝-頬骨枝と
下行枝-頬筋枝-下顎縁枝-舌下神経）を行い，術後
放射線照射が予定されていたため，舌下神経への
端側神経縫合による neural supercharge も併用し

た．舌下神経への端側神経縫合も含め神経縫合は
すべて 9-0 ナイロン糸を用いて神経上膜縫合を
行った．術後 2 年の時点で House-Blackmann Ⅲ
度，柳原 40 点法で 28 点まで回復した．軽度の顔
面拘縮と病的共同運動を認めるが，良好な口角の
動き，閉瞼機能，安静時対称性が得られている．

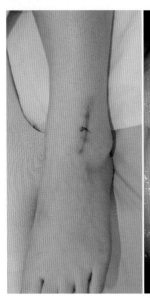
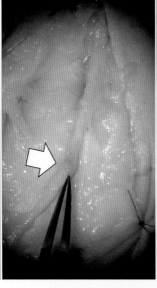
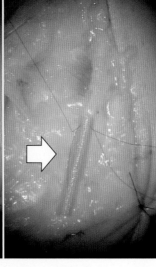

a｜b｜c

図 13.
症例 7：56 歳，女性．浅腓骨神経損傷
 a：創上に Tinel 徴候を
  認めた．
 b：矢印：神経損傷部
 c：矢印：人工神経

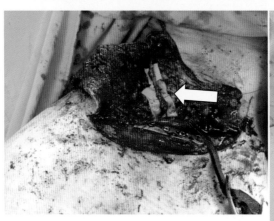

図 14.
症例 8：30 歳，男性．上位型腕神経叢損傷
 a：副神経を肩甲上神経へ移行した（矢印）．
 b：尺骨神経の神経束を筋皮神経上腕二頭筋枝へ移行した（黄矢
  印）．正中神経の神経束を筋皮神経上腕筋枝へ移行した（白矢印）．

B．人工神経移植術（神経再生誘導術）[8]

　近年，自家神経移植に代わり人工神経を用いた神経誘導術が保険収載され，一般的に使用されるようになってきた．その利点としてドナー神経の採取による神経障害が生じないことが挙げられるが，欠損長が長いと成績が不良となる欠点があり，現実的には 30 mm 程度の欠損までに適応すべきと考える．

　症例 7：56 歳，女性．浅腓骨神経損傷（図 13）

　他院で足関節鏡の手術を施行され，直後より足背の痺れが出現した．保存治療で改善しないため，紹介された．前回手術の創上に Tinel 徴候を認め，全身麻酔下に創を展開した（図 13-a）．浅腓骨神経の損傷を認め，損傷部を切除すると 1 cm の欠損を生じたため，人工神経を用いた神経再生誘導術を行った．術後 1 年の時点で Tinel 徴候と足背の痺れは消失している．

　4．神経移行術[9]

　顔面神経麻痺に対する舌下神経移行術，咬筋神経移行術，全型腕神経叢損傷に対する健側第7頸神経根移行術や肋間神経移行術，上位型腕神経叢損傷に対する尺骨神経部分移行術（Oberlin 法）など，本来の支配神経の中枢端が利用できない場合にその機能を代用可能な神経を移行するものである．

症例8：30歳，男性．上位型腕神経叢損傷（図14）

バイクで転倒し上位型腕神経叢損傷を受傷した．受傷後8か月の時点で肩関節外転，肘関節屈曲再建を目的とした神経移行術を施行した．鎖骨上で腕神経叢を展開し，副神経を肩甲上神経へ移行した．さらに上腕内側で尺骨神経の神経束への電気刺激を行い，尺側手根屈筋の神経束を同定，これを切離して筋皮神経上腕二頭筋枝へ移行した．加えて正中神経の神経束を切離し，筋皮神経上腕筋枝へ移行した．術後1年で肩関節外転がMMT4，肘関節屈曲がMMT5まで改善した．

まとめ

神経縫合においてはいかに損傷された神経を元通りに近い状態に正確に接合させるかが術後成績を左右するため，正確な診断，拡大視野下の愛護的操作，microsurgical な手術操作は必須である．また，四肢では駆血下に手術操作を行うことが望ましい．

顔面神経・指神経などの細い神経では神経上膜縫合，正中神経などの太い神経では神経上膜周膜縫合を用いた端々縫合を行うことを原則とする．欠損範囲が大きく単純縫合が困難，もしくは中枢側断端が得られないなどの場合には各々の状況に合わせて自家神経移植術・端側神経縫合術・神経移行術・人工神経の使用等を考慮する．

参考文献

1) Seddon, H.：末梢神経障害．病理・診断・治療，津山直一監修・訳，南江堂，1978.
2) Sunderland, S.：The peripheral nerve trunk in relation to injury：a classification of nerve injury. Nerve and Nerve Injury. 2nd ed. pp. 133-142, Churchill Livingstone, 1978.
3) 金谷文則：末梢神経損傷．手の外科診療ハンドブック．斎藤英彦ほか編．198-210, 南江堂, 2014.
4) Fryman, G. K., et al.：Neurolysis. Orthop Clin North Am. 12：325-342, 1981.
5) 鳥谷部荘八：【四肢外傷対応マニュアル】四肢神経損傷の治療─実際の症例から学ぶ─．PEPARS. 134：89-100, 2018.
6) 松田 健，曽束洋平：顔面神経麻痺 新鮮症例に対する再建．形成外科治療手技全書VI，櫻井裕之・中塚貴志編，pp109, 図1, 克誠堂出版, 2021.
7) Matsuda, K., et al.：End-to-side "loop" graft for total facial nerve reconstruction：Over 10 years experience. J Plast Reconstr Aesthet Surg. 68：1054-1063, 2015.
8) 五谷寛之：【外科系医師必読！形成外科基本手技30─外科系医師と専門医を目指す形成外科医師のために─】末梢神経縫合，自家神経移植，神経移行術，神経再生誘導術の基礎と現状．PEPARS. 159：200-210, 2020.
9) 野口政隆：神経移行術．末梢神経. 21：36-43, 2010.

PEPARS　No.179：46-52, 2021

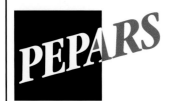

◆特集／マイクロサージャリーの基礎をマスターする

頭頸部再建における
マイクロサージャリー

兵藤伊久夫*

Key Words : 頭頸部再建(head and neck reconstruction), マイクロサージャリー(microsurgery), 術中合併症(intraoperative complications), 皮弁モニタリング(free flap monitoring)

Abstract　　頭頸部進行癌において術後機能の維持や整容面の回復などのために, 遊離皮弁を用いた再建手術は必要不可欠なものとなっている. 術後合併症を避け, 求められる術後機能が得られるような再建を行うためには, ⅰ)欠損範囲の把握, ⅱ)移植床血管の準備, ⅲ)皮弁の選択と挙上, ⅳ)皮弁縫着と血管吻合のそれぞれの過程に習熟する必要がある.
　マイクロサージャリーにおいて, 術後血栓は最も避けなければならない合併症の1つである. そのために我々は, 適切な移植床血管の選択, 術中血圧の維持, 動脈吻合後の拍動の触診や patency test, 静脈吻合後のうっ血の有無などの確認, 吻合部の閉創までの一定時間の観察など, 術中に行うべきいくつかの項目を決まった手順として行っている. 術後は, 皮弁などのモニタリングを適切に行い, 合併症を疑った場合は, 速やかに適切な処置や救済手術を行い, 重篤な合併症や後療法の遅れを避けることが肝要である.

はじめに

　頭頸部癌治療において, 遊離組織移植を用いた手術の進歩が頭頸部癌手術および生存率などの治療成績向上に寄与してきた. 一方で, 一定の頻度で生ずる術後血栓や, 皮弁壊死, 膿瘍・瘻孔形成などの術後合併症は, 術後放射線治療などの後療法の遅れをもたらし, 患者 QOL が低下するだけでなく生命予後の低下を生じることがある. 再建手術を要する癌治療が成功するためには, マイクロサージャリー技術を含めた再建手術手技の習得・習熟は必要不可欠である.

　遊離組織移植を用いた頭頸部再建の手術行程は主に, ⅰ)欠損範囲の把握, ⅱ)移植床血管の準備, ⅲ)皮弁の選択と挙上, ⅳ)皮弁縫着と血管吻合の

4つがある[1]. これらの行程のうちのどの過程においてでも問題が生じた場合には, 患者や術者が望む結果にならないことが多い. したがって頭頸部再建を習得するにあたって再建外科医はマイクロサージャリー技術を習得するのみではなく, 結紮や縫合などの外科手技はもとより頭頸部癌治療そのものに関して習熟しておく必要がある.

欠損範囲に応じた皮弁の選択

　術前の患者診察を行う際には, 患部の診察を行い腫瘍切除に伴う欠損範囲や大きさを確認すると同時に頸部の触診を行い, リンパ節転移の状況を把握する. また CT や MRI の画像所見からも切除範囲を確認する. これらを切除医とともに行うことで, 欠損範囲の把握がしやすくなり, また手術進行手順の確認を行うことができる. 術前の画像検査施行日と手術日が1か月以上の間隔がある場合には, 腫瘍が検査所見より浸潤していることがあり, 可能であれば再検査を主治医にお願いした

---

*　Ikuo HYODO, 〒807-8556　北九州市八幡西区医生ヶ丘1番1号　産業医科大学形成外科, 助教

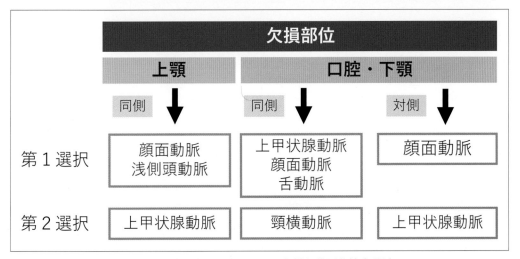

図 1. 当院で主に選択している欠損部位別移植床動脈

欠損部位		
上顎	**口腔・下顎**	
同側 ↓	同側 ↓	対側 ↓
第 1 選択 顔面動脈 浅側頭動脈	上甲状腺動脈 顔面動脈 舌動脈	顔面動脈
第 2 選択 上甲状腺動脈	頸横動脈	上甲状腺動脈

方がよい.

　頭頸部再建においては,腹直筋皮弁,前外側大腿皮弁,腓骨皮弁などの workhorse flap と呼ばれる皮弁がある[2]. それらの皮弁は,再建に必要な血管茎の長さや血管の口径を有しており,安定した結果を得られやすく,頻用されている皮弁である.また,下咽頭癌手術に際して行われる咽喉頭食道摘出術の際には,空腸弁による再建が行われることが多い.そのほかに各施設の方針などによりよく用いられる皮弁がある.それら選択肢のなかで,切除部位や欠損範囲などを考慮し至適と思われる皮弁を決定する.

　最も重要なのは患者の診察により皮弁採取部の性状を把握し,欠損範囲の予測に基づいて皮弁の選択を行うことだと考えている.皮弁採取部を実際に触診し,皮膚のしなやかさや皮下脂肪の厚みなどの性状を確認し,至適と考えられる皮弁を決定する.術前にカラードップラや造影 CT などを用いて穿通枝の位置を確認しておくことでより安全に皮弁挙上を行うことができる[3][4].場合によっては,欠損範囲の術中変更などを見越して複数の皮弁について患者に説明し,同意書を取得しておくこともある.

　欠損範囲が下顎区域切除と舌全摘など複数領域にわたるなどの場合,複数の遊離皮弁による再建,もしくは遊離皮弁に大胸筋皮弁などの有茎皮弁を併用する方法などを検討する必要がある.複数の皮弁を用いることで合併症頻度の低下と機能面での維持が期待できる[5].複数の遊離皮弁を用いた再建を行う場合,それぞれの移植床血管が必要になることが多く,移植床血管の選択には十分な検討が必要である.さらに皮弁の縫着手順や配置,移植床血管の選択など術前・術中の十分な検討も必要である.

移植床血管の準備

　遊離皮弁を用いた頭頸部再建における移植床血管として,頸部に移植床を求める場合,動脈であれば外頸動脈の分枝である上甲状腺動脈,舌動脈や顔面動脈,下顎部であれば頸横動脈などが頻用されている.また,静脈は内頸静脈への端側吻合や外頸静脈,総顔面静脈といった比較的十分な口径と流量を有する静脈への端々吻合が用いられることが多い.また,上顎再建や頭部の再建の場合には浅側頭動静脈が移植床血管として用いられる(図 1).

　手術前の切除医との打ち合わせにおいて,どのような頸部郭清が行われるかを把握し,移植床血管としての動脈,静脈の候補を考え,切除医にそれらの血管が温存されることを確認しておく.また,それらの血管が手術中に吻合に用いることができない場合を想定し,次の候補としての移植床

血管を考えておく．全頸部郭清が行われたり，同側頸部に血管吻合にふさわしい血管がない場合には，対側頸部に移植床血管を求めることもある．

皮弁の静脈が2本ある場合には，可能であれば2本の静脈吻合を行った方が皮弁生着率が高いとの報告がなされている[6]．2本の静脈吻合を行う場合，できれば内頸静脈と外頸静脈などの2系統に行った方が皮弁壊死等のリスクを軽減できる．また，吻合に用いる静脈は口径が大きく，灌流が十分ある静脈を選択すべきであり，我々の施設では，内頸静脈への端側吻合や外頸静脈，総顔面静脈への端々吻合が行われることが多い．術前の打ち合わせでは外頸静脈や総顔面静脈が温存可能かどうか確認し，温存可能であればそれら静脈周囲の郭清が行われる際には愛護的操作をお願いする．

動注療法の既往がある症例では，選択的動注を行った動脈は移植床血管としては避けた方がよい．つまり，カテーテルが留置された動脈は移植床血管としては使用しない，また外頸動脈にカテーテルが留置された場合は，それより頭側の分枝は吻合に用いないようにする．最終的に移植床血管として適切かどうかの判断は，術中に動脈を切離した際に拍出量などを確認することが重要である．我々は，動注の既往例と非動注症例において血管吻合に関連する合併症に関して比較検討を行ったが，2群間に統計学的な有意差を認めなかった[7]．

皮弁の縫着

口腔内において皮弁を縫着する際に留意することとして，粘膜組織と皮弁皮島が離開しないよう圧着するように縫合する．粘膜側のピッチ（pitch；隣接する縫合と縫合の距離）1に対して皮弁側のピッチを1.2程度の割合で縫合する．また，創虚血にならないようある程度のピッチで縫合する．バイト（bite；創縁から針刺入部までの距離）は，狭すぎると創縁の虚血と離開の原因になるためこちらもある程度の距離をもって縫合する．

下顎区域切除後再建において，下顎プレートに軟部組織再建を併用する場合，また硬性再建を行わず軟部組織のみの再建を行うことがある．下顎再建プレートを選択した場合は，術後の感染やプレート露出といった合併症の頻度が高く，これらの合併症を防ぐことが重要である．そのために，プレート周囲に死腔を作らない，顎下部に皮下組織や筋体を十分に充填するなどの工夫が必要となる．したがって，薄い皮弁よりは，前外側大腿皮弁や腹直筋皮弁などやや厚めの皮弁を用いる場合が多い．また，下顎外側欠損の場合には軟部組織のみの再建が行われることがあるが，術後の筋体萎縮を考慮して欠損よりも20〜30%程大きな皮弁を移植するとよいと報告されている[8]．

皮弁縫着および血管吻合終了後の閉創時，頸部などの適切な位置に吸引ドレーンを留置する．特に死腔をつくりやすい下顎再建後の顎下部や舌亜全摘・全摘再建後の頤部などに，吸引ドレーンを留置する．

顕微鏡および術野・術場の準備

多くの場合，微小血管吻合の際に用いられる手術用顕微鏡（実体顕微鏡）は，術野を拡大して観察することが可能で，術野において一定の作業距離を得ることができる．また，レンズなどの向きを様々な方向に安定して向けられることができ，拡大鏡と違い頭に装着しないため疲れにくい．助手と同時に観察することが可能で，モニターを用いた観察や録画などを行うことができるといった利点がある．遊離皮弁を用いた頭頸部再建を成功させるためには，これらの特性をもつ手術用顕微鏡に慣れることが肝要である．

頭頸部再建における血管吻合は，持針器を運針する際に縦方向であったり横方向であったり，また接線方向に行う必要が生じることがある．したがって，上肢の位置決めを行う際には肘関節が安定し，手関節の可動域と前腕の自由度が確保されるように位置決めを行う．手術台と患者の頸部や

肩との高低差などにより術者の肘や前腕を置く位置が安定しないことがあるので，たたんだ覆布などを用いて肘などを安定させる．

手術用顕微鏡には，対物レンズにより焦点距離が固定される単焦点顕微鏡と，焦点距離を可変できる多焦点顕微鏡がある．多くの施設で用いられている多焦点顕微鏡は，作業距離を術式や術者の体型などに応じて変更できるという利点がある．多焦点顕微鏡を用いた焦点の調整方法として，両手に器具を持った状態で顕微鏡のフットスイッチなどにて焦点の調整を行う，もしくは術者に応じて焦点距離を 200 mm〜250 mm の間で好みの距離をあらかじめ決めておき，作業距離を一定にする方法である．たとえば，205 mm の焦点距離が身長などから手術しやすいと決めたなら毎回焦点距離を 205 mm とする．後者の場合，術者が手術しやすい姿勢が毎回速やかに得られ，視覚と手術操作感覚のずれが生じにくい．

血管吻合

頭頸部再建において，術後のトラブルを回避するために術中できることは確実に術中に行うことが重要である．

術前に検討しておいた移植床血管のうち，実際の血管径や拍動の性状，皮弁血管との配置など総合的に判断し床血管を選択する．動脈であれば十分な流出を認めること，静脈であれば灌流があることを確認する．

頸部において移植床血管として用いられる動脈は，上甲状腺動脈，舌動脈，顔面動脈，頸横動脈など血管吻合に際し適切な口径と血管の長さがある動脈である．術中に選択する移植床動脈は，十分な口径と流出を認め，皮弁動脈となるべく口径差の少ない血管を選択する[9]．静脈は，内頸静脈やその分枝である総顔面静脈，外頸静脈といった十分な口径と灌流を有する血管を選択する[10]．

術中の血圧や出血量の把握も重要である．血圧が低い場合には，麻酔科医に血圧を上げてもらい，それを維持するように依頼する．出血量が多く循環動態が不安的な時には，輸液量を増やす，輸血を行うなど体液の不足を避けるように管理してもらう．その際，昇圧剤を用いることがあるが，その使用が動脈血栓の頻度を増やすとの報告がある一方[11]，昇圧剤の使用により血管攣縮のリスクが増加することはないとの報告もある[12]．我々はむしろ血圧維持による動脈拍出量の増加による利点が大きいと考え昇圧剤の使用をためらわずに行っている．

動脈吻合後は，拍動の触診や patency test を行い，少しでも疑わしい時はためらわずに再吻合を行う．吻合した静脈の観察も重要で，皮弁静脈にうっ血が生じていたり触診上高い圧を感じた場合などには，十分な静脈灌流が得られていないことが多くそのような場合，静脈の再吻合を行う．

血管吻合終了から閉創まで，20〜45 分間吻合血管の観察を行うことで術後血栓の発生頻度を低下させることができると報告されている[9][13]．閉創直前まで吻合した血管茎の捻じれや折れ曲がりが生じていないかなど確認する．また，吻合した動脈を，移植床側，皮弁側ともに触診し同様の拍動があるかどうかを確認する．皮弁側の拍動が移植床側と比べて微弱であれば，血栓形成を疑い，再度顕微鏡下に patency test を行うか，再血管吻合を行う．

下咽頭癌，頸部食道癌に対して咽頭喉頭頸部食道摘出術を行った後の全周性欠損に対して遊離空腸移植術が頻用されるが，腸管の移植は他の"皮弁"と比較して阻血時間に対する耐性が低い，腸管膜の存在や腸管膜内の分枝により動静脈の分離が行いにくく，壁損傷のリスクが高いなどの特徴を有する．動静脈間の分離が行いにくいことにより，移植床動脈，移植床静脈それぞれを吻合する空腸動脈および空腸静脈に適切に配置させる必要があり，他の皮弁より留意する必要がある[14]．

吻合後の空腸弁の観察においても我々が留意している点がいくつかある．動脈を触診し，移植床

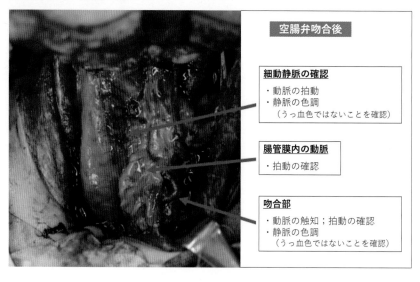

空腸弁吻合後

細動静脈の確認
・動脈の拍動
・静脈の色調
　（うっ血色ではないことを確認）

腸管膜内の動脈
・拍動の確認

吻合部
・動脈の触知；拍動の確認
・静脈の色調
　（うっ血色ではないことを確認）

図 2.
空腸弁
血管吻合後の観察部位

表 1. 当院で習慣的に行っている血管吻合時の留意点

● 十分な径を有する動脈吻合	文献 8, 12
● 内・外頚静脈などドレナージが十分なされる血管への吻合 　（十分な流出路の確保）	文献 9
● 空腸動静脈を広く分離しない. 適切な移植床動静脈が存在しかつ 　近接している部位で吻合する	文献 12
● 閉創までの血管茎の十分な観察 　（血管吻合後閉創まで 20〜45 分間の観察）	文献 8, 11

側，皮弁側ともに触診し同様の拍動があるかどうか確認する，吻合部付近の空腸静脈の色調がうっ血色を呈していないことを確認することは他の皮弁と同様であるが，腸管近傍の腸管膜付着縁にある細動静脈を観察し細動脈の拍動が確認できること，細静脈の色調がうっ血色を呈していないこと，腸管膜内の動脈の拍動が目視できることなどの観察を行っている（図 2）.

当院における術中再吻合頻度

　当院にて 2020 年 4 月より 2021 年 6 月の間に，頚部にて血管吻合を行った 41 症例について，術中の動脈および静脈の再吻合頻度について調査した．表 1 に示すような術中に習慣的に留意する項目を施行した．動脈に対しては，血管吻合直後から閉創までの観察期間中に触診により拍動の低下を認めた場合や，patency test にて血栓を疑った場合などに再吻合を行った．静脈に関しては，吻合後の皮弁静脈のうっ血所見や，動脈吻合を複数回繰り返しても拍動低下を認めた場合などの時に

再吻合を行った.

1．結　果

　41 症例中，11 例（26.8％）で動脈の再吻合を行っていた．11 例のうち，移植床動脈を変更した症例は 6 例あった．2 回同一の血管で血管吻合を行った後，血管の変更を行った症例が 4 例．3 回同一の血管で血管吻合を行った後，血管の変更を行った症例は 2 例であった.

　静脈の再吻合を行った症例は，2 例（4.9％）であった．移植床静脈の変更を行った症例はなかった.

　41 症例中，術中に再灌流が得られず再空腸採取を行い移植した症例が 1 例．皮弁の再灌流が得られず，術中有茎皮弁に変更した症例が 2 例あった．術中変更した有茎皮弁はいずれも大胸筋皮弁を用いた．術後，吻合部血栓を認めた症例はなかった.

2．当院における術中再吻合頻度に関する考察

　動脈の再吻合を行った頻度は 26.8％で，同一の移植床血管を 2 回もしくは 3 回行っても血栓を疑った場合には移植床血管を変更していた．41 例

中，3例（7%）で皮弁の再採取もしくは術式の変更を行っていたが，幸い術後の吻合部血栓形成例はなかった．

文献にあるように血管吻合後から閉創までの20〜45分間に吻合部や皮弁の状態を十分観察することが術後の合併症を低下させることに寄与すると思われた．

また，術中における皮弁の再採取や術式の変更は，術者にとってストレスであるが，皮弁生着を少しでも疑う場合にはためらわず行うことも術後合併症の回避につながると思われた．

術後モニタリングと救済手術

術後の皮弁モニタリング方法は様々あり，また施設間によっても差があるが，まずは基本的な観察方法を確実に行うことが重要である．皮弁の色調の観察，退色反応の有無，pin-prick test による出血の早さ，その色調を確認することなどは簡便かつ基本的な方法であり，モニタリング方法として確実な方法である．Pin-prick test は術直後にまず行う．なぜなら，術直後からゆっくり出血する皮弁や，やや速く出血する皮弁など皮弁毎に差があるため，その後経時的に出血の早さおよび色調を観察し皮弁の状態を把握していくことが重要であるためである．

頭頸部再建術後の管理として，発熱や頸部痛など全身状態の把握，頸部など局所の発赤や腫脹の有無，白血球数の増多や CRP 値の上昇，ドレーン排液量の増加や性状の把握などを行う．感染や膿瘍を疑った場合には，CT や超音波などの検査を行い，かつそれらの存在を認めたなら速やかに開創し排膿を行う．それら頸部感染や膿瘍形成の継続が，吻合部血管に悪影響を与える可能性もあり，積極的に治療を行っていくことが術後血栓形成などの重篤な合併症の予防につながる．

術後血栓形成を疑った場合には，感染や全身状態の悪化が生じる前に積極的に再手術を行うべきである．再度血管吻合を試みても再灌流が得られなかった場合，再度の遊離皮弁移植や有茎皮弁移植などの救済手術を行う．救済手術においては，可能な限り再度の遊離皮弁移植を行った方が術後の経口開始までの期間や入院期間が短くなる[15)16)]．頸部感染が生じた後では，移植床血管の使用に困難が生じることが多く遊離皮弁による再建が困難となるため，感染が生じる前に救済手術を行うことが重要である．

まとめ

頭頸部再建手技に関して各施設，各医師によって多様性があり，経験に基づいて行われている手技もある．しかし，エビデンスとして認められる手技は確実に報告されてきており，我々再建外科医はそれら情報を収集し，手術の改良を行っていく必要がある．

再建手術を行うにあたり，綿密な術前計画，皮弁挙上から縫着までの確実な手術手技の繰り返し，血管吻合後の吻合部の一定時間の観察，適切な吸引ドレーン留置，創閉鎖時の止血や血管茎配置への留意，必要時の速やかかつ積極的な救済手術，術後の反省などを習慣的に行うことが重要であると考えている．

参考文献

1) Wong, C. H., Wei, F. C. : Microsurgical free flap in head and neck reconstruction. Head Neck. **32**（9）: 1236-1245, 2010.
2) Lutz, B. S., Wei, F. C. : Microsurgical workhorse flaps in head and neck reconstruction. Clin Plast Surg. **32**(3): 421-430, 2005.
3) Debelmas, A., et al. : Reliability of color doppler ultrasound imaging for the assessment of anterolateral thigh flap perforators : A prospective study of 30 perforators. Plast Reconstr Surg. **141**（3）: 752-766, 2018.
4) Ettinger, K. S., et al. : Computed tomographic angiography perforator localization for virtual surgical planning of osteocutaneous fibular free flaps in head and neck reconstruction. J Oral Maxillofac Surg. **76**(10): 2220-2230, 2018.
5) Mannelli, G. : Double free flaps in oral cavity and oropharynx reconstruction : Systematic review,

indications and limits. Oral Oncol. **104** : 104637, 2020.

6) Christianto, S., et al. : One versus two venous anastomoses in microsurgical head and neck reconstruction : a cumulative meta-analysis. Int J Oral Maxillofac Surg. **47**(5) : 585-594, 2018.

7) Kohyama, K., et al. : Selection of recipient vessels for free flap following intra-arterial chemoradiotherapy. J Plast Reconstr Aesthet Surg. **70**(1) : 25-30, 2017.

8) 櫻庭　実：【口腔癌診療の最前線】治療とリハビリテーション　口腔癌手術における軟部組織再建. JOHNS. **37**(5) : 495-499, 2021.

9) Koizumi, T., et al. : Microvascular anastomoses : a series of 200 success stories. Plast Reconstr Surg. **126**(6) : 2296-2297, 2010.

10) Tsao, C. K., et al. : Adequate venous drainage : the most critical factor for a successful free jejunal transfer. Ann Plast Surg. **53**(3) : 229-234, 2004.

11) Chang, C. S., et al. : Complications and cost analysis of intraoperative arterial complications in head and neck free flap reconstruction. J Reconstr Microsurg. **33**(5) : 318-327, 2017.

12) Fang, L., et al. : Intraoperative use of vasopressors does not increase the risk of free flap compromise and failure in cancer patients. Ann Surg. **268**(2) : 379-384, 2018.

13) Wolff, K. D., et al. : Incidence and time of intraoperative vascular complications in head and neck microsurgery. Microsurgery. **28**(3) : 143-146, 2008.

14) Disa, J. J., et al. : Reconstruction of the hypopharynx with the free jejunum transfer. J Surg Oncol. **94**(6) : 466-470, 2006.

15) Keereweer, S., et al. : Salvage or what follows the failure of a free jejunum transfer for reconstruction of the hypopharynx? J Plast Reconstr Aesthet Surg. **63**(6) : 976-980, 2010.

16) Hyodo, I., et al. : Analysis of salvage operation in head and neck microsurgical reconstruction. Laryngoscope. **117**(2) : 357-360, 2007.

PEPARS No.179：53-63, 2021

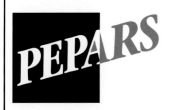

◆特集／マイクロサージャリーの基礎をマスターする

切断指再接着術のポイント
—基本手技と機能的再建の工夫も含めて—

五谷寛之[*1]　　田中祥貴[*2]　　八木寛久[*3]　　岡本幸太郎[*4]
宮島佑介[*5]　　山﨑真由美[*6]　　北崎久恵[*7]　　櫛田絵美[*8]
堀江夕喜[*9]　　村上裕二[*10]　　土屋高志[*11]

Key Words：再接着（replantation），切断指（amputated digits），微小外科（microsurgery）

Abstract 切断指再接着は，玉井の世界初の母指再接着成功以来，マイクロサージャリーのさきがけとなった外傷であり，近年においても益々その重要性は増していると言っても過言ではない．

　近年適応が増加している指尖部切断再接着における血管吻合，静脈移植の採取，神経縫合そして創外固定を用いた関節骨軟骨欠損を伴う再接着指の機能再建，さらには異所性再接着における工夫などのポイントを中心に述べる．

はじめに

切断指再接着は，広く知られる玉井の世界初の母指再接着の成功以来，マイクロサージャリーのさきがけとなった外傷である．近年において絶対

*1 Hiroyuki GOTANI，〒550-0022　大阪市西区本田2丁目1番10号　公益社団法人大阪掖済会病院手外科外傷マイクロサージャリーセンター，センター長/静岡理工科大学手外科微小外科先端医工学講座，主任教授

*2 Yoshitaka TANAKA，公益社団法人大阪掖済会病院手外科外傷マイクロサージャリーセンター，診療局長

*3 Hirohisa YAGI，公益社団法人大阪掖済会病院手外科外傷マイクロサージャリーセンター，医長

*4 Kotaro OKAMOTO，公益社団法人大阪掖済会病院手外科外傷マイクロサージャリーセンター，医員

*5 Yusuke MIYAJIMA，公益社団法人大阪掖済会病院手外科外傷マイクロサージャリーセンター，医員

*6 Mayumi YAMAZAKI，同

*7 Hisae KITAZAKI，同

*8 Emi KUSHIDA，同

*9 Yuuki HORIE，同

*10 Yuuji MURAKAMI，静岡理工科大学理工学部電気電子工学科，教授/同大学手外科微小外科先端医工学講座

*11 Takashi TSUCHIYA，福井工業大学機械工学科，教授

数は減少しているとはいえ，指尖再接着の適応は増大し益々その重要性は増していると言っても過言ではない．

　受傷形態もクリーンカットと呼ばれる鋭利切断から引き抜き切断，広範囲に組織挫滅を伴うもの，デグロービング損傷を合併した症例など極めて多種多様な外傷が多い．治療には術者の持つ手外科やマイクロサージャリーの知識を総動員することが必要である．

　血管径においても極指尖であれば0.5 mm前後と山野のウルトラマイクロサージャリーあるいは光嶋のスーパーマイクロサージャリーの技術が要求される[1)2)]．

　本稿では誌面が限られるため，近年適応が増加している指尖部切断再接着，静脈移植，神経縫合，関節骨軟骨欠損を伴う再接着指の機能再建における工夫などにポイントを絞って述べる．

術前処置

切断端は，ステリクロン® 0.02%に軽く浸したガーゼでくるむことで乾燥を防ぐことが必要である．初療時に金属片や土壌，衣服の繊維などの異物を除去する．抗生剤（セフェム第2世代とアミノグリコシド）や抗破傷風免疫グロブリンの投与が

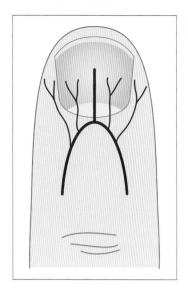

図 1.
（文献 1 より改変引用）

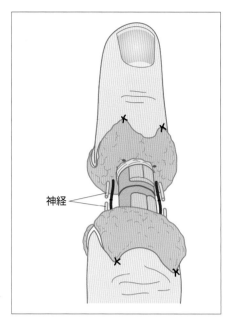

神経

図 2.
神経血管束の同定

必要である．すぐに手術室が使えない際などに中枢，末梢の血管を前室などで鏡視下に探索して，血管クリップを動脈にかけると手術時間の短縮になる．以前は医局の練習用顕微鏡で待ち時間の間に清潔環境下に探索していた経験がある．

切断指再接着において理解すべき解剖，DTPA について

切断指においては筋組織が含まれないので major amputation の症例より時間的余裕がある．術者により時間的適応の差はあるが，摂氏 4℃ くらいの環境で保存された場合は 10〜72 時間程度でも可能な場合がある．もちろん可及的早期の方が良いことは言うまでもない．

指尖において DTPA（distal transverse palmar arch）は末節骨掌側において，2 本の橈側および尺側指動脈が合流して形成される．DTPA は概ね玉井分類 Zone Ⅰ と Zone Ⅱ の中間に存在し，末梢に向かって 2〜3 本の細動脈が伸びる特徴を有する．DTPA の中央より末梢に向かう分枝が吻合の対象となることが多い（図 1）[1)2)]．血管径は DTPA で 0.5 mm〜1 mm，DTPA からの分枝で 0.5 mm 以下である（図 3-a〜c）．筆者が経験した症例で最小径は鑷子で拡張する前が 0.3 mm 以下であった．細動脈の内腔に血液が残留しているのでそれも目安になることが多い．

DTPA より中枢側で切断されている場合には橈尺側の指動脈が吻合の対象となる．小児においても血管が弾性に富み，よい適応となる（図 4-a〜c）．その場合，鋭利切断であれば補助切開は要しないことがほとんどであるが，やむを得ない場合は側正中切開を加えるか，創を延長して展開する．切断端の皮膚は挫滅が強い場合や汚染されていない場合は，血管縫合部を被覆するのに有用であり糸をかけるなどして温存する必要がある．指尖以外では指掌側で動脈，神経を見つけることはさほど困難ではない（図 4）．

動脈にはシングルクリップをかけておき，神経には 8 か 9-0 ナイロンをかけてマーキングしておく．動脈断端が短い場合は動脈にも径に応じて 9 か 10-0 ナイロンでマーキングしておく．クリップが外れた場合に動脈が短縮して見つけにくい場合がある．

指尖部におけるポイント

指尖部においては一般に中枢側は動脈の拍動により容易に確認できることが多いが，拍動が弱く新鮮化が必要な際には切開を入れ，より中枢側を探索する．やむを得ず血管を移植する場合には，① DTPA の片方の分枝を切って，弧状になっている血管を延長する方法，② 隣接指の指背や母指球から細静脈を移植する方法などがある．個人差

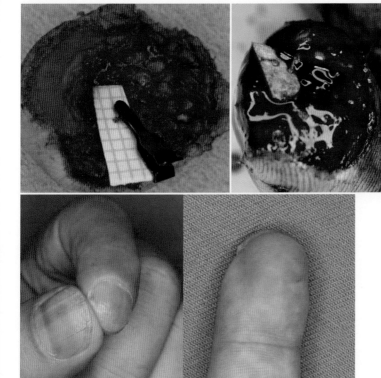
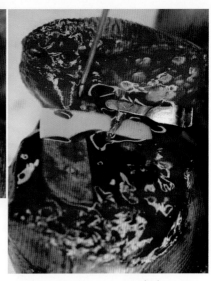

図 3. 症例 1：35 歳，男性．指尖部切断例

a：切断された指尖側の径が 0.5 mm 以下の細動脈を示す．図中 1 mm が緑色 1 マスである．
b：中枢側
c：細動脈吻合後，縫合しやすいように注射針で固定している．10-0 および 11-0 ナイロンにて 6 針吻合した．
d：生着した状態

はあるものの，一般的に前腕の皮静脈は著しく拡張するので指尖には不向きと考えられる．細動脈にはダブルクリップは使用できないので極小のシングルクリップを使用する．血管の長さも短く捻ることはできないことが多いため後壁から吻合を開始すると良い．

吻合に先立ち，血管内腔の凝血塊をヘパリン生食で洗浄し，さらに 1〜2％のキシロカインを散布することで血管攣縮を防ぐ．顕微鏡下に血栓の有無，硬化性病変の合併がないかよく観察する．年齢による硬化性病変や外傷による脆弱部位は後に血栓形成の原因となるので切除する．外膜切除範囲は最小に止めることが多い．近位側はクリップを一度解除して良好な動脈の噴出を確認する．良好な動脈の噴出が確認できない際には中枢側を展開してより健常な部位を探索するが，静脈移植の必要性を念頭に置く．

指尖以外では静脈は指背で探索する．症例に

よっては内腔に血液があるなどで切断端でも容易に見つけることができるので静脈用のシングルクリップをかけるか，9 ないし 10-0 ナイロン糸でマーキングしておく．細くてすぐに見つからない場合は動脈吻合後に back flow を確認する．指尖の場合は動脈吻合のみで魚口切開（フィッシュマウス）を指尖におき瀉血を併用することが基本となる．手術中，時間経過とともに掌側の細静脈が拡張し見つけ得た場合は吻合するが，一般に指尖の掌側での静脈吻合は困難である．

指尖部切断例

症例 1：35 歳，男性

集荷台の鉄板による圧挫で受傷した（玉井 Zone Ⅰ）．図 3-a，b に切断端 0.5 mm 以下の血管を示す．10-0 および 11-0 ナイロンにて 6 針吻合した（図 3-c）後，生着した状況を図 3-d に示す．疼痛はなく十分なピンチが可能である．

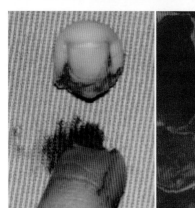
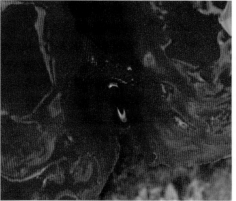

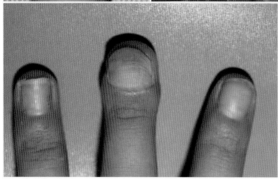

図 4.
症例 2：4 歳児
　a：局所挫滅症例
　b：10-0 ナイロンにて 1 mm 以下の細動脈を
　　　吻合
　c：4 年後，生着の状況．他指に比較して横
　　　径肥大がみられる．

症例 2：4 歳，局所挫滅症例

　10-0 ナイロンにて 1 mm 以下の細動脈を吻合した（図 4-b）．図 4-c は 4 年後の生着の状況．他指に比較して横径肥大がみられる．

静脈移植，交叉指動脈吻合，
指動脈移行術について

1．静脈移植

　静脈移植が必要な際には必要な径に応じて，前腕，隣接指の指背静脈や母指球部から静脈を採取（図 5，図 7）[4]する．静脈は移植後に拡張しやすいことに留意する[3]．また，皮膚欠損と指動脈の欠損を同時に充填するよい方法として吉村の開発した静脈皮弁[4]を用いるのもよい．

症例 3：40 台，男性．静脈皮弁

　左示指，中指の鈍的損傷で不全切断を受傷（FDP が引き抜きであり，ほぼ完全切断である）（図 6-a）．PIP 関節機能を温存するためには骨短縮はできなかった．尺側の指動脈再建と同部の皮膚欠損部位を被覆するために静脈皮弁（図 6-b）を

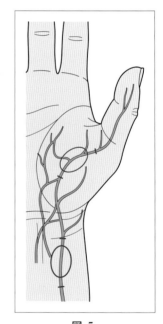

図 5.
（文献 3 より引用）

施行した．A-V-A タイプの皮弁として血管吻合を行った．切断指は生着し，その後，創外固定を装着して可動域訓練を行うことが可能となった（図 6-c）[5]．

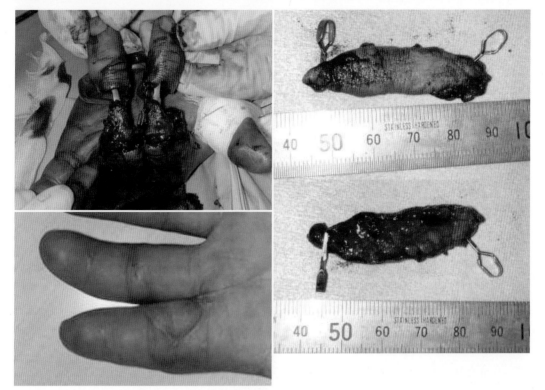

a b
c

図 6. 症例 3
a：左示指・中指不全切断例
b：前腕より静脈皮弁を採取した.
c：切断指は生着

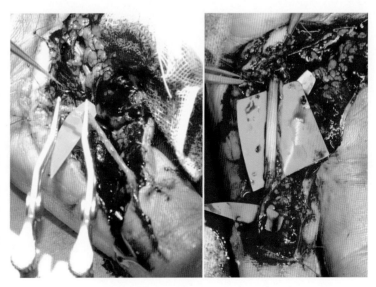

a b

図 7.
a：示指橈側指動脈欠損例における前
　腕からの静脈移植
　まず中枢側から吻合を行い，移植静
　脈の分枝からの血液の漏出がないか
　を確認する.
b：指神経欠損部は後述する神経再生
　誘導管を移植した.

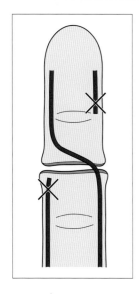

図 8.
（文献 3 より引用）

2．交叉指動脈吻合，指動脈移行術

　固有指部で良好な動脈が確保できない場合には，隣接指からの指動脈移行ややむを得ず橈側の動脈と尺側の動脈を交差させて吻合することも稀にある（図8）.

　縫合針の選択であるが，指尖部においては Zone Ⅱ の症例でも血管が中枢側で切断されているものでは 10-0 ナイロンでの吻合が可能な症例もある．さらに末梢の細動脈では 11-0 ナイロンにより対処する他，細動脈の壁の性状を観察して必要であれば 12-0 ナイロンを使用する．

　より中枢の症例では，縫合針は 9-0 が選択される．筆者の施設では三鷹光器社製の高倍率顕微鏡（MM50）を使用しており，内腔の確認のためには有用である．

　細動脈の吻合に際しては極小のシングルクリップを使用するか，前述の通り 11-0 ナイロン等でのステイスーチャーを利用する．より中枢側の切断指と異なり，狭いスペースでの吻合が必要であり，細動脈の長さも短いことからダブルクリップの反転が困難である．このような際には後壁から吻合を開始するのが有用である．

　細動脈に関しては DTPA 周辺ではほとんどの例で 6 針かけられるが，0.3 mm 前後になると 4 針程度でも血行は維持される．最近ではリンパ管静脈吻合なども盛んに行われるようになり専用の

持針器なども販売されているので，学会の器械展示などで試しておくとよい．

　より中枢の症例では 8 針縫合をすることが基本になる．多数指切断の場合には動脈ついで静脈という通常の吻合順序をとらず，まず動脈を順次再建する場合もある．指動脈は中指側の径が大きいのでこちらを先に吻合する．

　血管クリップには様々な種類があるが生田式のダブルクリップは簡便で，周囲組織の展開にも役立つので便利である．他に玉井式のディスポのダブルクリップもよく利用される．フランス留学時にナンシー大学の手術室でこれらが "IKUTA" "TAMAI" と呼ばれており誇らしかった記憶がある．指尖の場合には術野に余裕がなくマーキングの糸を利用することが多い．ダブルクリップは血管の直上からかけるなどしてクリップを回転できるように配慮すると縫合しやすい．血管吻合は最初の 2 針をどう置くかが重要となる．テキストには 1 針目と 2 針目が血管になす角度が 180° を推奨するものから 120° を推奨するものまで様々であり経験に応じて選択すれば良い（図9-a〜i）．また，術野が狭い，あるいは剝離された血管がやむを得ず短いなどクリップが回転できないと予想される場合には，対側の血管壁から縫合を開始する．

静脈吻合

　指尖部以外では動脈 1 に対して最低 1 は静脈吻合が必要であり，閉塞する危険性などを考えれば 2 本は吻合しておきたい．動脈吻合後末梢側の静脈は拡張し容易に見つけられることが多い．皮膚欠損などで見当たらない場合は，静脈も移植により再建する．閉創の際に緊張がかかるようであれば躊躇なく静脈上に皮膚移植を行う．同定時にジグザグ切開を用いて縫合部位を覆うことができるようにするのも有用である．閉創の際にも顕微鏡で十分観察しながら，静脈の血行を阻害しないように気を配る．デグロービング損傷の場合には動脈の 1 つを静脈移植により静脈化して手背の静脈に吻合することもある．

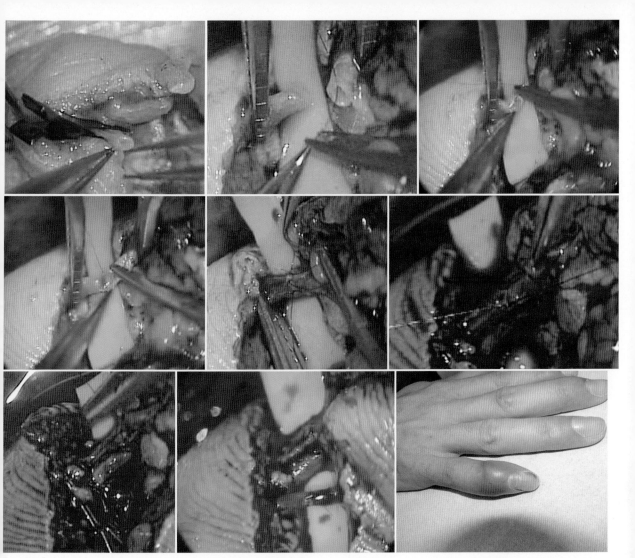

a	b	c
d	e	f
g	h	i

図 9. 症例 4：右示指切断指（玉井分類 Zone Ⅱ）再接着における血管吻合，神経縫合

a：切断指の指動脈に血管クリップをかける．
b：180°の位置に 1 針目吻合
c：末梢側に針をかける．
d：反対側に 2 針目をかける．
e：生田式クリップを反転
f：指神経を上膜縫合にて縫合開始
g：4 針縫合した指神経と 8 針縫合した指動脈
h：この症例では掌側で静脈吻合を施行した．
i：生着状況

　指尖再接着の場合には掌側の静脈を探索する（図 9-h）が，Zone Ⅰで動脈吻合のみ可能で静脈吻合ができない症例に対してフィッシュマウスによる瀉血を併用するのが一般的である．フィッシュマウスを作成する意味は 2 つある．すなわち持続的な瀉血を行い，鬱血を防ぐだけでなく吻合した動脈の開存の状態を確認するためである．近年では光嶋ら[6]の delayed venous anastomosis を行うこともある．これは指尖の掌側の細静脈は血液灌流のない状態では管腔が閉じており探索が困難であるのに対し，動脈吻合終了後，経過とともに静脈管腔が拡張してくることを利用したもので，掌

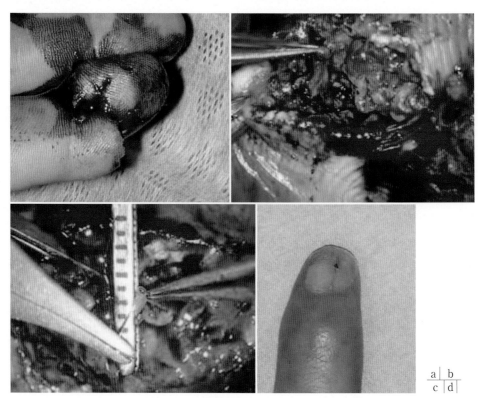

図 10. 症例 5
a：右示指の FDP のみを残す切断例で初療時に DTPA 由来の細動脈吻合を
　1 本施行した.
b：28 時間後に指が鬱血するとともに再接着時にはみられなかった掌側の静
　脈が大きく拡張して存在していた. 径は 1 mm 近くであった.
c：これを吻合した.
d：生着状況

| | a | b |
| | c | d |

側で静脈吻合を行う. 術後 24～48 時間で鬱血が発生した例に対して半ば予定的に行うことが可能である(図 10-a～d).

神経縫合

　軽く寄せることを念頭に, epineural suture にて 8 ないし 9-0 ナイロン糸で 2～4 針程度かける. 神経移植は 2 次的に考慮されるべきである. 指神経などはレベルに応じて 9-0 か 10-0 ナイロンを用いる. わずかに間隙を残す方が再生軸索の適合性がよいと言われている(図 9-f).

神経移植[7]

　受傷時の挫滅が強く, 端々縫合するには緊張が強い場合や二期的再建時に神経剝離をしても緊張が強く, 届かない場合, 中枢および末梢側を顕微

鏡で詳細に観察しても fascicular pattern が確認できない時に適応となる. 代表的な donor 神経としては 40 cm 近く採取可能な腓腹神経(図 11-a～c), 前腕外側および内側皮神経, 浅腓骨神経皮枝, 深腓骨神経足背部などがある.

神経再生誘導術

　近年我が国において, いわゆる人工神経を用いた神経再生誘導術が保険収載されるに至った. K182-3 として"神経再生誘導術は, 神経再生誘導材を用いて神経再建を実施した場合に算定する"(原文ママ)とある. J101-2 は歯科に限られる.
　本邦においては, ① コラーゲン使用吸収性神経再生誘導材"リナーブ®"(ニプロ株式会社, 大阪), ② 神経再生誘導チューブ"ナーブリッジ®"(東洋紡株式会社, 大阪)(図 7-b)の 2 種類の神経再生誘

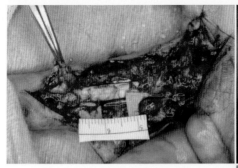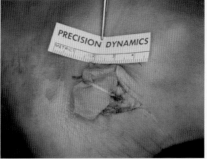
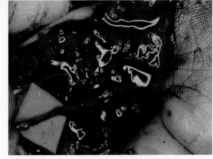

図 11. 症例 6
a：右示指不全切断で尺側指神経が 2 cm 欠損
b：足部から腓腹神経分枝を採取した．
c：欠損部に移植した．その際指の屈曲伸展で緊張がかからない十分な長
　さを移植することが肝要である．

導材が現時点において使用可能である．

　現時点では各学会での報告によると，知覚神
経，特に指神経中心に 2 cm 内外の欠損，特に断
端神経腫が形成された症例に用いられ良好な成績
を残している報告が多い．2 者の選択については
術者の好みもあるが，使用時の硬さに差がある面
もあり，筆者は関節近傍の使用において使い分け
ている．もちろん人工物であり感染時には使用を
控える必要があり，また，軟部組織の状態がよく
ない際には，吸収条件なども考えて皮弁などでの
被覆が必要である[7]．

抗凝固療法

　ヘパリン投与は 10,000〜20,000 IU/日（ACT
150 以下）[8]とし，プロスタグランディン製剤は
120 μU（40 μU×3 回/day）の投与を基本として 7〜
14 日間行う．60 歳以下の患者にはウロキナーゼ製
剤を併用することが多い．

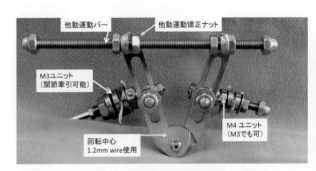

図 12. PIP 関節拘縮解離や自他動運動を可能にした
　　　 Global hinge fixator
（五谷寛之：【外科系における PC 活用術】手外科，マ
イクロサージャリー領域における 3D プリンタの利用．
PEPARS. 108：61, 2015. より）

2 期的に可動式創外固定器を用いた
基節部周辺再接着指の治療

　様々な受傷形態や重症度の再接着指のなかでも
機能的予後が特に重要と考えられる PIP や MP 関
節を含む手指基節部周辺切断指症例について可動
式創外固定を用いた 2 期的再建を行うことが多い．
　筆者が中心となって本邦で開発した PIP 関節拘
縮解離や自他動運動を可能にした Global hinge
fixator（図 12）を再接着後の PIP 関節の ROM に使

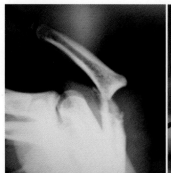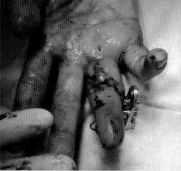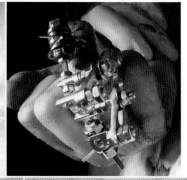
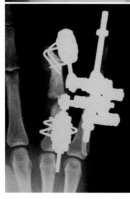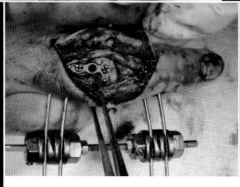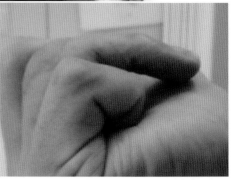

a	b	c
d	e	f

図 13. 症例 7

a：環指基節側関節面欠損がある不全断裂症例

b：Global hinge 装着して ROM 訓練を行う．まだ，肋骨肋軟骨移植はしていない．

c：関節面が欠損した状態で関節牽引下での自動運動が可能となり，拘縮や腱癒着の
　予防が可能だった．

d：創外固定装着時の XP

e：肋骨肋軟骨移植時

f：肋骨肋軟骨移植後の最終の ROM

（a〜c は五谷寛之：【外科系における PC 活用術】手外科，マイクロサージャリー領域
における 3D プリンタの利用．PEPARS. 108：61，2015. より）

用した．すなわち再接着 2〜3 週後に可及的速やか
に装着して ROM を開始する．関節に骨軟骨欠損
がある状態で ROM 訓練を行い，骨軟骨移植に備
えることが可能である．

　提示症例は環指基節側関節面欠損がある不全切
断症例である（図 13-a）．再接着後 2 週で創外固定
を装着した．関節面が欠損した状態で関節牽引下
での自動運動が可能（図 13-b〜d）となり，拘縮や
腱癒着の予防が可能だった．この後 DICOM data
を用いたコンピューター支援手術により肋骨肋軟
骨移植（図 13-e）を行い，良好な ROM（図 13-f）を
獲得した．

　なお，基節部周辺再接着指に対して 2 期的に創
外固定器を併用して機能回復を図ったデータを紹
介する．以下，文献 9 より改変して引用する．初

回再接着手術後，追加手術を行ったのは 12 症例
で，腱剝離 4 例，9 指，肋骨肋軟骨移植 2 例，3
指，創外固定装着 8 例，10 指であった．使用した
創外固定器の内訳は CPJH 5 例，7 指，IM 4 例，
4 指であり，MP や PIP 関節の関節牽引下におけ
る早期可動域訓練を目標とした．

　症例全体の平均 %TAM は 56.5（41〜71）%，日
本手外科学会の切断指機能評価新基準では平均
66.3 点であった．各指ごとに %TAM と日手会基
準を「%TAM/日手会基準」として示すと，母指で
は 68.5%/71 点，示指では 56.5%/71 点，中指で
は 54.1%/61.3 点，環指では 54.6%/62 点，小指
56.8%/63.3 点であった．従来多くの施設で PIP 関
節固定が選択されていたことを考えると良好で
あった．

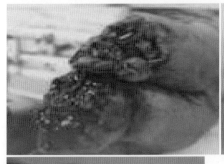
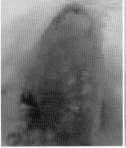
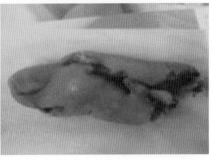
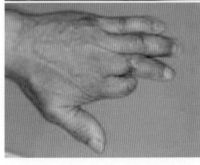

a | b | c
d |

図 14.
症例 8
　a：受傷時，中枢側
　b：示指末梢は中指中枢へ
　c：中指末梢は接着不能
　d：示指末梢は中指へ接着した．

術後の固定肢位

血管吻合時の緊張度に依存するが，でき得る限り安静位をとらせる．血管，神経の緊張が許せば，指関節は可及的に伸展位とし鋼線で仮固定する．さらに，再接着指の循環動態に問題がなければ，2〜4週で前述した GH hinge を装着してリハビリテーションに移行する．

異所性再接着

複数指の局所挫滅以上の症例で，中枢側と末梢側を入れ替えることで1指でも生着させることができることがある．症例8では示指を中指に再接着している（図14）．

おわりに

切断指症例は術者の都合に合わせてはくれず，救急で時間外に来院する外傷である．日頃からマイクロ手技の鍛錬を怠らず，また施設の中で常に受け入れることができるような体制作りも必要と考えられる．

参考文献

1）Yamano, Y.：Replantation of the amputated distal part of the fingers. J Hand Surg. **10A**：211-218, 1985.
2）五谷寛之ほか：指尖部再接着　ウルトラマイクロサージャリーテクニックを中心に．日マイクロ会誌．**20**(3)：323-331, 2007.
3）五谷寛之：【イチから始める手外科基本手技】イチから始める神経血管損傷治療─神経縫合，血管吻合の基礎─．PEPARS．**91**：28-37, 2014.
4）Yoshimura, M., et al.：The venous skin graft method for repairing skin defects of the fingers. Plast Reconstr Surg. **79**(2)：243-250, 1987.
5）五谷寛之：【切断指再接着術マニュアル】切断指再接着，再建における静脈皮弁の役割．PEPARS．**107**：38-43, 2015.
6）Koshima, I., et al.：Successful delayed venous drainage in 16 consecutive distal phalangeal replantations. Plast Reconstr Surg. **115**：149-154, 2005.
7）五谷寛之：【外科系医師必読！形成外科基本手技30─外科系医師と専門医を目指す形成外科医師のために─】末梢神経縫合，自家神経移植，神経移行術，神経再生誘導術の基礎と現状．PEPARS．**159**：200-210, 2020.
8）佐々木康介ほか：フィッシュマウス併用と抗凝固療法中のACT測定について．日手会誌．**27**：272-274, 2010.
9）五谷寛之ほか：基節部周辺再接着指の治療計画─初期治療から創外固定器利用による関節可動域の獲得まで─．日マイクロ会誌．**22**(4)：292-300, 2009.

PEPARS No.179：64-74, 2021

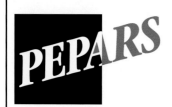

◆特集／マイクロサージャリーの基礎をマスターする

包括的高度慢性下肢虚血における
マイクロサージャリー

森重侑樹[*1]　　大浦紀彦[*2]　　毛利美貴[*3]
高田太一[*4]　　加賀谷　優[*5]　　多久嶋亮彦[*6]

Key Words：包括的高度慢性下肢虚血（chronic limb-threatening ischemia：CLTI），遊離皮弁（free flap），distal bypass，中膜摘除（media-arterectomy），血行再建（revascularization），Rutherford 分類

Abstract　　包括的高度慢性下肢虚血（CLTI）患者の創傷治療では，distal bypass 術などによる血行再建が必須であり，足底荷重部の深い創傷では，bypass した血管を移植床血管とした血管柄付き遊離組織移植術が必要となる．その際，吻合血管は動脈硬化が強いことが多いため，顕微鏡下に硬い血管壁の中膜摘除が必要となる．血管柄付き遊離組織移植術は distal bypass 術とは二期的に施行することが望ましく，血管内治療を施行された動脈を移植床血管とするよりは，bypass 血管を移植床血管とした方が再狭窄の観点からは安全である．足底荷重部の再建において，再建材料としてどの皮弁を選択するかは未だ議論を要するが，広背筋皮弁，前外側大腿皮弁，肩甲皮弁などが良い適応と考える．本稿では distal bypass 術の方法と，bypass 血管を移植床血管とした血管柄付き遊離組織移植術に関して解説する．

はじめに

従来，重症下肢虚血（critical limb ischemia：以下，CLI）という言葉が使用されていたが，慢性に経過する CLI や CLI ではなくても感染により下肢切断に至る症例が存在することから，包括的高度慢性下肢虚血（chronic limb-threatening ischemia：以下，CLTI）という概念が提唱された．CLTI は従来の CLI に加えて，下肢末梢動脈疾患（lower extremity arterial disease：以下，LEAD）を有する患者で虚血は軽度でも壊疽を有するもの，2 週間以上安静時痛を認めるもの，2 週間以上治癒しない潰瘍を有するものを包括した概念である．CLTI という疾患名は，2019 年の米国血管外科学会のガイドライン[1]で提唱され，本邦の循環器・血管外科ガイドライン（2021 年現在作成中）でも踏襲されている．

CLTI 患者は予後不良であり，下肢救済にあたっては bypass 術，血管内治療（endovascular treatment：以下，EVT）等の血行再建が必須である．本邦では糖尿病を有する患者や透析を施行されている患者が多く，大腿よりも血管径の細い下腿に血管病変を有する患者が多い[2]．そのため，大腿から膝窩動脈までの femoropopliteal bypass ではなく，大腿から足関節以遠までの，いわゆる distal bypass 術が適応となることが多い．

また，Rutherford 分類 category 6（表 1）のような広範囲の軟部組織欠損においては，distal bypass 術などの血行再建術が施行されても保存的に創傷を治癒させることができず，下腿または大腿切断となってしまう場合も少なくない．このため，血行再建だけでなく皮膚・軟部組織の再建

*1 Yuki MORISHIGE, 〒181-8611　三鷹市新川
　6-20-2　杏林大学医学部付属病院形成外科，助
　教
*2 Norihiko OURA, 同，教授
*3 Miki MORI, 同，医員
*4 Taichi TAKADA, 同，医員
*5 Yu KAGAYA, 同，助教
*6 Akihiko TAKUSHIMA, 同，教授

表 1. Rutherford 分類

Category	臨床所見	客観的評価
0	無症状-閉塞性病変なし	運動負荷試験で問題なし
1	軽度の間欠性跛行	運動負荷試験施行は可能 −AP>50 mmHg（運動負荷後）かつ安静時と比し AP が 20 mmHg 以上低下する
2	中等度の間欠性跛行	Category 1 と 3 の間
3	重度の間欠性跛行	運動負荷試験施行は不可能 −AP<50 mmHg（運動負荷後）
4	安静時疼痛あり	安静時 AP<40 mmHg 足関節または中足部の PVR が平坦もしくはかろうじて検出可能 TP<30 mmHg
5	小範囲の組織欠損あり −治癒しない潰瘍や，足部全体の虚血に伴った限局性の壊疽を認める	安静時 AP<60 mmHg 足関節または中足部の PVR が平坦もしくは，かろうじて検出可能 TP<40 mmHg
6	広範囲の組織欠損あり −中足骨より中枢に病変が及び機能的な足部の温存は難しい	Category 5 と同様

AP：Ankle Pressure（足関節血圧），PVR：Pulse Volume Recording（容積脈波記録法），TP：Toe Pressure（趾動脈圧）

（文献 3 より引用）

も考慮する必要がある．EVT と比較して長期開存が期待できる distal bypass 術と血管柄付き遊離組織移植術を組み合わせることで救肢できる可能性が生まれてくる．

本稿では，顕微鏡下に行う distal bypass 術の特徴と，それに血管柄付き遊離組織移植術を組み合わせた方法，工夫に関して解説する．

Distal bypass 術

1．適　応

本邦では，膝窩以遠の EVT 施行後に 3 か月で 73％の症例が再狭窄をきたすとされており[4]，海外での distal bypass 術後の 1 年 1 次開存率が約 60〜70％[5)6]といった報告と比較すると，足部に有効な血流を長期間確保できるという点では distal bypass 術の方が優れている．

虚血肢に対する治療指針を示した末梢閉塞性動脈疾患の治療ガイドライン[7]では，使用可能な自家静脈が存在し，2 年以上の生命予後が期待できる場合には，EVT よりも bypass 術の施行が望ましいとされている．また，本邦での EVT と bypass 術を比較した報告では，EVT と比し bypass 術の施行が望ましい因子は，① 壊死範囲が足趾より中枢に及び，腱・関節・骨に達する深い潰瘍を有するもの，② 局所の感染徴候が強いもしくは全身に及ぶもの，③ 同側の小切断歴を有するもの，④ 血行再建を繰り返すもの，⑤ 両側に CLTI を認めるものとされている[8]．以上を踏まえると虚血肢に対する bypass 術の適応は広いと考えられるが，入院期間が短いことや，低侵襲であり周術期合併症が少ないことに関しては EVT の優れるところであり，血行再建の方法に関しては慎重に吟味するべきである．

2．手　技

A．移植血管

Distal bypass 術において，末梢吻合部位は足関節近傍または足関節以遠となるため，移植血管としては，人工血管と比し有意に開存率が高い自家静脈の使用が必須である[9]．移植血管としては，口径，耐性などから大伏在静脈（great saphenous vein：以下，GSV），小伏在静脈（small saphenous vein：以下，SSV）が用いられることが多い．口径が 3 mm 以上であることが移植血管として使用できる指標であり[10]，手術適応を決定する際には超音波検査にて確認しておく必要がある．当院では GSV を使用することがほとんどであるが，術前の評価として GSV の口径が局所的に細い場合には，対側に CLTI を有さない限り，対側の GSV の一部

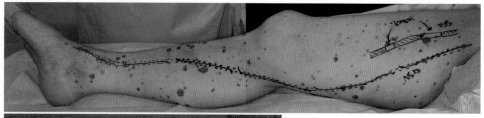

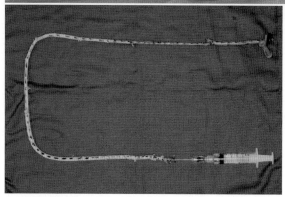

図 1.
a：大腿から足部にかけて S 字状に皮切を置き，
　GSV をほぼ全長で露出する.
b：GSV 表面をピオクタニンでマーキングした後
　に採取し，血管内をヘパリン加生食で満たす.

を，対側も CLTI であれば患側の SSV の一部を採取し，中継ぎとして口径が細い部位と置き換えている. これは spliced vein graft と呼称されている. Spliced vein graft を用いた場合には吻合を要する部位が増えることになるが，術後の開存率は用いない場合と変わらないと報告されている[11].

　移植血管は静脈であるため静脈弁を有する. そのため，以下3つのパターンから術式を選択する.
① Reversed 法：GSV をほぼ全長に渡って採取し，上下を反転させて下肢に移植する方法
② Non-reversed 法：採取した後に GSV 末梢から静脈弁カッターを挿入して中枢まで静脈弁を破砕し，上下を反転させずに移植する方法
③ In-situ 法：GSV を採取せず，GSV 末梢より静脈弁カッターを挿入して中枢まで静脈弁を破砕した後に血管吻合し，GSV の分枝を適宜結紮する方法

　① の利点としては直視下に全長で静脈の状態を確認できることであるが，欠点としては吻合時に大腿動脈側に末梢の GSV，足部側に中枢の GSV が配置されるため，中枢側が細く末梢側が太い非生理的な配置となることである. ② に関しての利点は ① と同様だが，GSV の向きは変わらないため生理的な配置となる. 欠点としては弁の破砕が必要なため，手技が煩雑となることである. ③ の利点は比較的手技が簡便で，短時間で完了で

きることであるが，吻合後に術中造影をしながら流速の速い GSV の枝を適切に処理する必要がある. 動脈化した GSV 本幹から GSV 分枝に血液が流れると AV shunt と同様のことが生じ，末梢の動脈へ血液が流れなくなるためである. さらに GSV の状態に関しては直視下に全体を把握することができないため，術前の超音波所見に依存することになる. 当院では移植血管への負担が少なく，全長で GSV を確認できる ① の方法を選択している. 非生理的な配置とはなるが，開存率に関しては既知の報告とほぼ同等に保たれている. GSV の採取方法としては，まず大腿から足部にかけて S 字状の皮切を置き，ほぼ全長に渡って GSV を露出する（図 1-a）. GSV を採取した後の捻じれを予防するために，GSV 表面にピオクタニンでマーキングしておく（図 1-b）. GSV を採取した後，顕微鏡下に GSV の周囲組織を除去し，ヘパリン加生食で圧を掛けながら GSV を拡張させる. その際に口径の細い部位があれば細い部位を切除して spliced vein graft を使用する. また，圧を掛けて生食が流出する部位は 6-0 Prolene を用いて顕微鏡下に丁寧に塞いでおく. 上下反転させた GSV を筋膜上に通す際に，まずトンネラーを用いて皮下トンネルを作成し，次にトンネラーに GSV を通す（図 2）. GSV の配置を確認した後に，トンネラーを引き抜く.

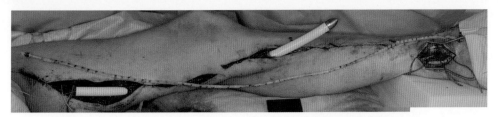

図 2. トンネラーを下肢の筋膜上に挿入し，上下反転させた GSV を通す．
GSV の配置を確認した後に，トンネラーを引き抜く．

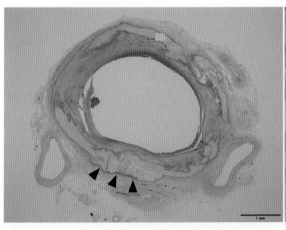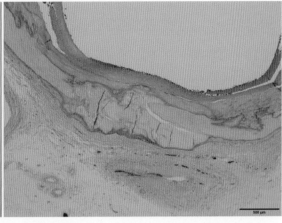

a│b　　図 3. メンケベルグ型石灰化
a：動脈の断面（HE 染色，×20）．矢頭：石灰化した中膜
b：動脈の断面（HE 染色，×40）

B．吻合血管の選択と処置

中枢側の吻合は狭窄部位より中枢で行うが，浅大腿動脈（superficial femoral artery；以下，SFA）に吻合することが多い．狭窄部位によっては，総大腿動脈，深大腿動脈，膝窩動脈などが選択される場合もある[12]．末梢側の吻合部位に関しては，足関節周囲での前脛骨動脈（anterior tibial artery；以下，ATA），後脛骨動脈（posterior tibial artery；以下，PTA），腓骨動脈が選択されるが，より末梢の足背動脈，足底動脈を選択することもある[13]．末梢吻合部位の選択には血管造影検査が必須であり，必ずしも angiosome に沿った血管を選択できる訳ではなく，末梢まで比較的速く造影される，run-off の良い血管を選択することが重要である．末梢血管抵抗が高い run-off の悪い血管を選択すると，bypass の長期開存を期待することは困難となるためである[14]．

また，動脈硬化には大別して内膜が石灰化する粥状動脈硬化と，中膜が石灰化するメンケベルグ型石灰化（図 3）が存在するが，糖尿病患者や透析患者における下肢動脈では，メンケベルグ型石灰化が非常に多い[2)15]．そのため，吻合に際しては後述する中膜摘除術がほとんどの症例で必要となる．

C．血管吻合

中枢側，末梢側とも鑷子で触知して柔らかい部位を同定し，ブルドック血管鉗子で柔らかい部位を把持してから bypass 吻合用の穴を作成する．中枢側の吻合には 6-0 Prolene を使用するため通常のマイクロ用持針器ではなく，把持力の強い深部マイクロ用持針器や，シャント造設時に用いるやや大型のマイクロ持針器と，5 番鑷子もしくは無鉤の微細鑷子を用いる．末梢側は 8-0 Nylon を使用して通常と同様の吻合を行う．動脈の石灰化をある程度は認めるが中膜摘除術を行う必要がないと判断された場合には，通常の針であると破損することがあるため，タングステン針（エバーポ

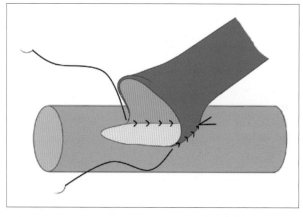

図 4.
前壁・後壁とも連続縫合で側端吻合を行う.
GSV は外→内，動脈は内→外で運針する.

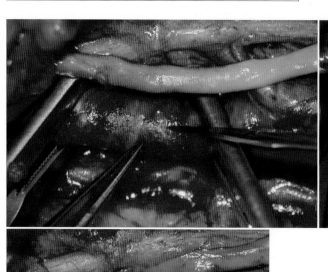
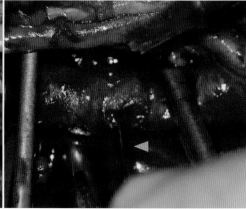
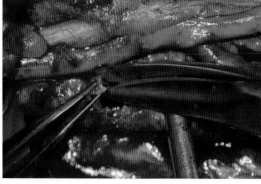

a | b
c

図 5.
a：石灰化した動脈に 11 番メスで穴を空ける.
b：石灰化が強い場合は，18 G 針で drilling する.
　矢頭：18 G 針
c：作成した穴を剪刀で拡張していく.

イント®など)を使用することもある．吻合に際しては，前壁・後壁とも連続縫合で吻合を行うが(図4)，中膜摘除後の動脈では，内膜と外膜の両方を確実に拾えるように，GSV は外→内，動脈は内→外に運針する.

D．中膜摘除術

前述したメンケベルグ型の石灰化が存在すると，動脈に吻合に適した部位が存在せず，硬化した動脈に針が貫通しないことがある．また，吻合時に血管が破砕しやすく，石灰化のため leak の修復が困難となる．中膜摘除術を施行することでこれらのトラブルを解消できるだけでなく，石灰化の強い部位を避ける必要がなくなるために吻合部位の選択肢を増やすことが可能となる.

以下に手順を示す.

1）Hole 作成

吻合する血管に 11 番メスで穴を空ける(図5-a)が，中膜の石灰化が強く，空けることができない場合には 18G 針で drilling し(図5-b)，それをきっかけとして剪刀とメスで拡張していく(図5-c).

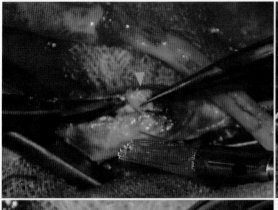
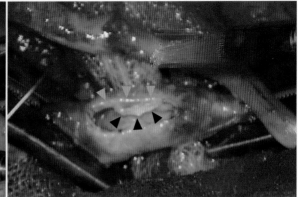
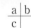
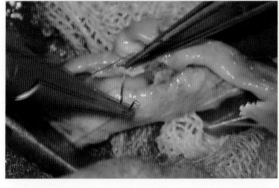

図 6.
a：石灰化した中膜と外膜・内膜とを慎重に分離
　する．矢頭：摘出した中膜
b：中膜摘除が完了し，吻合部は外膜と内膜のみ
　となる．青矢頭：外膜　黒矢頭：内膜
c：動脈の内膜と外膜を確実に拾うように運針す
　る．

2）中膜摘除

　5番鑷子とマイクロ用剪刀を使用して，石灰化
した中膜と外膜・内膜とを慎重に分離する（図6-
a）．吻合の際の bite よりも少し広い範囲で分離
し，その範囲の中膜を5番鑷子で少しずつ摘除し
ていく．内膜・外膜のみになったことを確認し，
中膜摘除術は完了となる（図6-b）．

3）血管吻合

　中膜摘除術を行わない場合と同様に，中枢側は
6-0 Prolene，末梢側は 8-0 Nylon を用いて血管吻
合を行う．その際，確実に内膜・外膜を拾えるよ
うに留意して行うが，前述したように GSV は外
→内，動脈は内→外に運針する（図6-c）．

血管柄付き遊離組織移植術

1．適　応

　歩行，起立を目指すためには，足部は可能な限
り長く残すことが重要であり[16]，少なくとも距
骨・踵骨は温存する必要がある．さらに荷重部で
ある足底・踵部の軟部組織欠損では，肉芽形成を
促し植皮術で治癒が得られたとしても，歩行に耐
え得る足底・踵部を再現することは難しい．脆弱

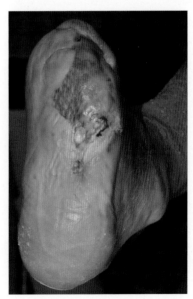

図 7．足底荷重部に植皮術を施行したが，歩行
　　　により潰瘍形成を認めた．
　　足底の機能的再建に植皮術は不向きである．

な植皮部は，荷重によって容易に潰瘍化し骨が露
出してしまうこともある（図7）．
　一般的には植皮術でなければ，欠損部近傍の内
側足底動脈皮弁や逆行性の腓腹動脈皮弁などの有
茎皮弁移植術が検討されるが，CLTI では組織欠

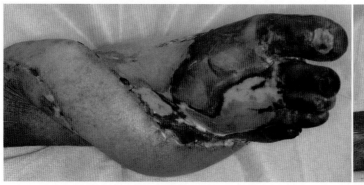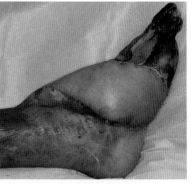

図 8.

a｜b

a：足背側より観察．皮弁は生着しているが，皮弁に血流を steal され足部
　は壊死となった．
b：外側より観察

損部近傍の有茎皮弁の血流の信頼性は乏しく，壊死した場合には，組織欠損の範囲が拡大し切断に至るといった高いリスクを伴うため選択できない．よって，CLTI における足底，踵部など荷重部の組織欠損に対する機能的な再建では，血管柄付き遊離組織移植術が適応となる．また，皮弁血流を得るだけでなく移植床への生着を得るためには，術前の確実な血行再建が必須となる．

2．移植床血管の選択

近年，カテーテルデバイスの進歩によって EVT が下腿領域においても広く行われるようになった．足背動脈と足底動脈が合流する弓部まで EVT が行えるほど，デバイスもテクニックも進歩した．EVT を施行し血流改善を得たのち，それを移植床血管として血管柄付き遊離組織移植術を施行する報告はあるが[17]，我々の施設では移植床血管としては必ず bypass 血管を用いている．前述した通り，EVT の再狭窄率は施行後 3 か月で 73％と高く[3]，血管柄付き遊離組織移植術にあたって，EVT 後の血管は移植床血管として信頼性に乏しいと考えるからである．

3．血管柄付き遊離組織移植術の施行時期

血管柄付き遊離組織移植術は，distal bypass 術と同時には施行せず二期的に行うのが良いと考える．一期的に施行する場合，全身麻酔下の手術はかなり長時間となり，全身状態悪化のリスクが高くなるためである．また，bypass 術後には再灌流障害や，静脈が動脈の血流量増加に対して未発達

なことから組織の浮腫とうっ血が生じ，皮弁の血管茎を圧迫する可能性もある．さらに，bypass 吻合部より末梢の血管抵抗は高いことが多く，血流が皮弁側に steal されてしまう可能性がある[18]．Steal が生じると，皮弁は生着しても皮弁以外の足部が壊死に陥ってしまう（図8）．足部において，新しく血管のネットワークが形成されることで末梢血管抵抗の低下が期待できるが，これには 1 か月程度の期間を要する[19]．そして，移植床の血流が十分でない場合には，移植した皮弁と移植床との癒合は期待できず，それに伴い皮弁下に感染を生じるリスクがあるため[20]，創傷の観察期間が得られるということからも二期的な施行が望ましいと考える．

4．遊離皮弁の選択

Briggs SE らにより，虚血肢に対する distal bypass 術と血管柄付き遊離組織移植術を組み合わせた再建方法が初めて報告された[21]．この術式による amputation free survival（大切断に至らず生存している確率）に関しては，1 年，5 年で 70％，41％と報告されている[22]．

皮弁の選択に関しては，薄筋弁，腹直筋皮弁，広背筋皮弁，前外側大腿皮弁，肩甲皮弁などが報告されている[16)18)23)~25)]が，広背筋皮弁を使用した報告が比較的多い．組織欠損量に応じて皮弁を使い分ける必要があるが，CLTI を有する患者において荷重部の再建では，広背筋皮弁，肩甲皮弁，前外側大腿皮弁を使用することが望ましいと考え

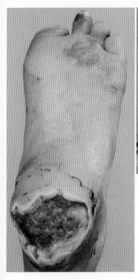
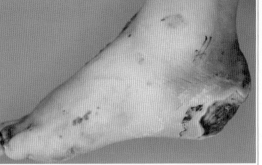
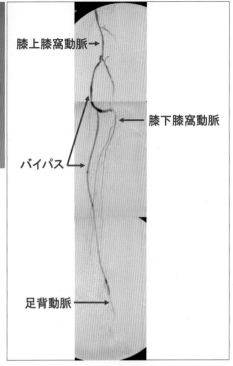

a | b | c

膝上膝窩動脈→

→膝下膝窩動脈

バイパス←

足背動脈→

図 9.
症例 1（図 9～12 は同症例）
　a：左踵部に壊死組織に覆われた潰瘍を認めた.
　b：外側より観察. 荷重部に形成された潰瘍であることがわかる.
　c：前医で Y 字 graft：膝上膝窩動脈—膝下膝窩動脈，足背動脈が
　　施行されていた.

ている. 広背筋皮弁に関しては大きく深い組織欠
損や，骨髄炎を伴う症例においてよい適応となる
が，術後はやや bulky となる. しかし，最終的に
は筋肉の萎縮によって 25～50％まで皮弁の体積
が縮小する[26]ため，適切な装具で対応可能とな
る. 肩甲皮弁と前外側大腿皮弁に関しては比較的
薄くしなやかであるため，足底の再建としては使
用しやすい. 前外側大腿皮弁に関しては術中に体
位変換が必要なく，手術時間を短縮できる利点が
あり，頻用している. 外側大腿回旋動脈は虚血肢
において，SFA が閉塞した際の側副血行路となる
可能性があるため使用しない方がよいという考え
方もあるが，長期的に見て前外側大腿皮弁を使用
したことにより虚血が増悪した症例を経験したこ
とはなく，そのような報告も渉猟し得なかった.
また，腹直筋皮弁に関しては，大動脈に高度な狭
窄を認める場合に，内胸動脈・腹壁動脈経由で下
肢が栄養されることがあることや，極めて高度な
石灰化を下腹壁動脈に認めることが多いため，選
択しないようにしている.

5．血管吻合に関して

　移植床動脈は bypass 血管とし，8-0 Nylon を用
いて皮弁の血管茎と側端吻合する. 移植床静脈に
は，ATA や PTA の伴走静脈を使用することが多
い. 静脈は，9-0 Nylon を用いて端々吻合する.

症例提示

症例 1：59 歳，男性
主　訴：CLTI，左踵部皮膚潰瘍
既往歴：2 型糖尿病，慢性腎臓病（血液透析）
現病歴：左膝窩動脈と下腿動脈に対して，EVT
を 2 回施行されたが開存が得られず，前医血管外
科を受診した. 膝窩動脈と ATA は完全に閉塞し，
SFA からの側副血行路により PTA，腓骨動脈と
足関節以遠で足背動脈がかろうじて描出される状
態であった. また，経過中に左踵部皮膚潰瘍を認
めた（図 9-a，b）. GSV を使用した distal bypass
術（Y 字 graft：膝上膝窩動脈-膝下膝窩動脈，足背
動脈）が施行された（図 9-c）. 踵の再建目的に当科
へ転院となり，デブリードマンと血管柄付き遊離
広背筋皮弁移植術による再建術を施行した. 足背

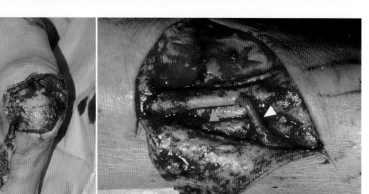

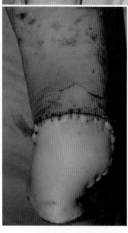

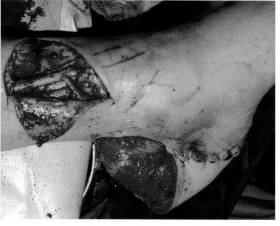

図 10.
症例1
  a：踵部をデブリードマンした.
  b：足背動脈に吻合された GSV
    を吻合部から 5 cm 頭側で露出
    し，胸背動脈と側端吻合した.
    青矢頭：GSV
    白矢頭：胸背動脈
  c：広背筋皮弁を縫着した状態.
    荷重面は皮弁により覆われてい
    ることがわかる.
  d：内側より観察

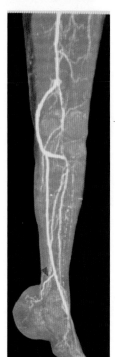

図 11.
症例1：血管柄付き遊離広背筋皮弁移植術，術後5か月でのCT
angiography
膝上膝窩動脈-膝下膝窩動脈，足背動脈の Y 字 graft と，bypass
血管に吻合された胸背動脈が描出されている.
赤矢頭：胸背動脈

動脈に吻合された GSV を，吻合部から 5 cm 頭側
で露出し，胸背動脈と 8-0 ナイロンで側端吻合し
た．ATA の伴走静脈は細かったため，PTA の伴
走静脈と胸背静脈を 9-0 ナイロンで端々吻合した
（図10）．術後5か月の CT angiography では Y 字
graft と，bypass に吻合した胸背動脈が良好に描
出された（図11）．術後1年で皮弁の縮小が得ら
れ，術後3か月より装具を装着して歩行可能と
なった（図12）.

おわりに

顕微鏡下に行う distal bypass 術と，bypass 血
管を移植床血管とした血管柄付き遊離組織移植術
の有用性について述べた．Distal bypass 術は形成

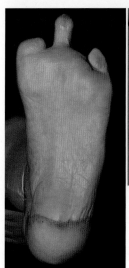
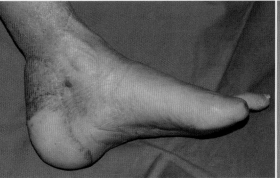
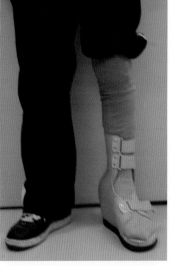

図 12. 症例 1：術後所見　　　　　　　　　　　　a｜b｜c
　a：術後 1 年，足底側より観察．創形成は認めない．
　b：術後 1 年，内側より観察．移植した広背筋皮弁は縮小し，良好な踵の形態が再
　　 建されている．
　c：術後 3 か月で装具を装着して歩行可能となった．

外科医が十分に施行可能と考えられ，今後施行す
る施設の増加が期待される．CLTI では有茎皮弁
の信用性が低く，特に荷重部の再建では血管柄付
き遊離組織移植術が必要となるが，bypass 血管を
移植床血管とすることで比較的安全に施行可能で
あり，形成外科医が担うべき手技と考える．

参考文献

1) Conte, M. S., et al.：Global vascular guidelines on
　the management of chronic limb-threatening isch-
　emia. J Vasc Surg. **69**(6S)：3S-125S, 2019.
2) Diehm, N., et al.：Association of cardiovascular
　risk factors with pattern of lower limb athero-
　sclerosis in 2659 patients undergoing angioplasty.
　Eur J Vasc Endovasc Surg. **31**(1)：59-63, 2006.
3) Rutherford, B., et al.：Recommended standards
　for reports dealing with lower extremity isch-
　emia：revised version. J Vasc Surg. **26**：517-538,
　1997.
4) Iida, O., et al.：Angiographic restenosis and its
　clinical impact after infra popliteal angioplasty.
　Eur J Vasc Endovasc Surg. **44**：425-431, 2012.
　Summary　本邦において，鼠径靭帯以遠の動脈
　病変に対して EVT を施行した後の再狭窄率は，3
　か月で 73%，12 か月で 82% であった．
5) Conte, M. S., et al.：Bypass versus Angioplasty in

Severe Ischemia of the Leg(BASIL) and the
(hoped for) dawn of evidence-based treatment
for advanced limb ischemia. J Vasc Surg. **51**：
69-75, 2010.
6) Tanaka, Y., et al.：Revisiting microsurgical distal
　bypass for critical limb ischemia. J Reconstr
　Microsurg. **32**：608-614, 2016.
7) 日本循環器学会：末梢閉塞性動脈疾患の治療ガイ
　ドライン 2015 年改訂版．2015.
8) Iida, O., et al.：Three-year outcomes of surgical
　versus endovascular revascularization for criti-
　cal limb ischemia the SPINACH study(Surgical
　reconstruction versus peripheral intervention in
　patients with critical limb ischemia). Circ Car-
　diovasc Interv. **10**(12)：e005531, 2017.
　Summary　Bypass 術 vs EVT の前向き研究で，
　どちらを選択すべきかの指標が抽出された．
9) Curi, M. A., et al.：Long-term results of infra
　geniculate bypass grafting using all-autogenous
　composite vein. Ann Vasc Surg. **16**：618-623,
　2002.
10) Conte, M. S., et al.：Results of PREVENT Ⅲ：a
　multicenter, randomized trial of edifoligide for
　the prevention of vein graft failure in lower
　extremity bypass surgery. J Vasc Surg. **43**：
　742-751, 2006.
11) Eugster, T., et al.：Long term results of infra

inguinal arterial reconstruction with spliced veins are equal to results with non spliced veins. Eur J Vasc Endovasc Surg. **22**：152-156, 2001.

12）重松邦広ほか：重症下肢虚血の外科的治療. 心臓. **49**：225-231, 2017.

13）Aulivola, B., et al.：Dorsalis pedis, tarsal and plantar artery bypass. J Cardiovasc Surg. **45**(3)：203-212, 2004.

14）Davies, A. H., et al.：Evaluation of distal run-off before femorodistal bypass. Cardiovasc Surg. **4**(2)：161-164, 1996.

15）Lanzer, P., et al.：Medial vascular calcification revisited：review and perspectives. Eur Heart J. **35**：1515-1525, 2014.

16）辻　依子ほか：重症下肢虚血患者における下肢切断レベルによる歩行機能への影響. **30**(12)：670-677, 2010.

17）石川昌一ほか：遊離皮弁移植による創閉鎖. 形成外科. **62**(1)：49-58, 2019.

18）匂坂正信ほか：重症下肢虚血における創傷治療. 杏林医会誌. **50**(1)：5-10, 2019.

19）匂坂正信ほか：【下肢潰瘍・下肢静脈瘤へのアプローチ】重症下肢虚血に対する血管柄付き遊離皮弁移植術の適応とコツ. PEPARS. **140**：38-49, 2018.

20）Tukiainen, E., et al.：Lower limb revascularization and free flap transfer for major ischemic tissue loss. World J Surg. **24**：1531-1536, 2000.

21）Briggs, S. E., et al.：Distal revascularization and microvascular free tissue transfer：an alternative to amputation in ischemic lesions of the lower extremity. J Vasc Surg. **2**：806-811, 1985.
Summary　Distal bypass 術と血管柄付き遊離組織移植術を組み合わせた初めての報告.

22）Tukiainen, E., et al.：Advanced leg salvage of the critically ischemic leg with major tissue loss by vascular and plastic surgeon teamwork：long-term outcome. Ann Surg. **244**：949-957, 2006.

23）Reath, D. B., Taylor, J. W.：The segmental rectus abdominis free flap for ankle and foot reconstruction. Plast Reconstr Surg. **88**：824-828, 1991.

24）Loréa, P., et al.：Use of gracilis muscle free flap for reconstruction of chronic osteomyelitis of foot and ankle. Acta Orthop Belg. **67**：267-273, 2001.

25）Meyer, A., et al.：Results of combined vascular reconstruction and free flap transfer for limb salvage in patients with critical limb ischemia. J Vasc Surg. **61**：1239-1248, 2015.

26）Berish, S., et al.：Latissimus dorsi flap atlas of microvascular surgery：anatomy and operative approaches. 482-497, Thieme, 2006.

PEPARS No.179：75-87, 2021

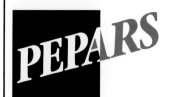

◆特集／マイクロサージャリーの基礎をマスターする

乳房再建における
マイクロサージャリー

矢野 智之*

Key Words：乳房再建（breast reconstruction），マイクロサージャリー（microsurgery），遊離皮弁（free flap），DIEP flap

Abstract 乳房再建は大きく分けて，インプラントを用いた人工物再建と自家組織再建に分かれる．自家組織再建において特に遊離皮弁を用いる場合，広背筋皮弁といった有茎皮弁を用いる場合に比べて，配置の自由度が高く，また有茎皮弁で問題となる筋体の萎縮による再建乳房のサイズの減少のリスクが少ない．一方で，遊離皮弁においては術前評価，穿通枝の選択や剥離操作，レシピエント血管の準備やマイクロサージャリーといった遊離皮弁ならではの難しさがある．そこで本稿は，DIEP flap，PAP flap，LAP flap など遊離皮弁を用いた乳房再建について，乳房の欠損範囲やサイズに分けてその適応や選択のコツを述べ，さらに実際の手術に向けた準備，実際の手術手順とそのポイントについてステップバイステップで解説する．

はじめに

　乳房再建において，過去には腹直筋を大きく取り込んだ，transverse rectus abdominis flap（TRAM flap）が主に用いられていたが，穿通枝周囲の筋体を一部付けた muscle sparing TRAM flap（MS-TRAM flap），さらに筋体を全く付けない深下腹壁動脈穿通枝皮弁（deep inferior epigastric artery perforator flap；DIEP flap）と改良が進んできた．さらに状況に応じて，深大腿動脈穿通枝皮弁（profunda artery perforator flap；PAP flap）[3]，腰動脈穿通枝皮弁（lumbar artery perforator flap；LAP flap）[4]，上／下殿動脈穿通枝皮弁（superior/inferior gluteal artery perforator flap；SGAP/IGAP flap）[5]などが乳房再建に用いられる．

　これらの再建材の中で，DIEP flap は得られる皮膚量および皮下組織のボリューム，皮弁の挙上のしやすさ，血管茎の長さ，解剖学的な安定性において，汎用性が高い．乳房再建におけるマイクロサージャリーの基礎を取得するためには，DIEP flap[1]を理解し，その挙上や移植のコツを習得することが大切である．

　乳房再建術においてマイクロサージャリーが行われる状況としては，遊離皮弁による再建術の他に，有茎皮弁術に付加される血管吻合術が挙げられる．しかし，最近では有茎皮弁術が選択されることは少なく，専ら遊離皮弁術のみを選択するマイクロサージャンが多い．本稿では，DIEP flap を主体に，遊離皮弁を用いた乳房再建術におけるマイクロサージャリーの特殊性に関して述べる．

欠損範囲や乳房サイズに応じた皮弁の選択

　乳房再建においては，頭頸部再建と異なり，その欠損パターンは部分切除術もしくは全摘術が代表的な欠損であり比較的シンプルである．その中

---

* Tomoyuki YANO, 〒135-8550 東京都江東区
　有明 3-8-31 がん研有明病院形成外科，部長

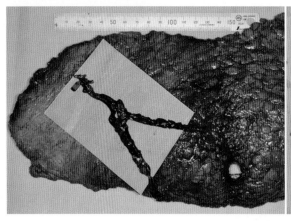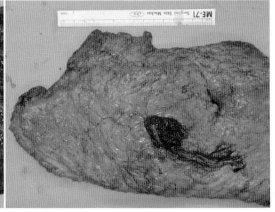

図 1.
a｜b
a：2 本の穿通枝を含めた DIEP flap
b：穿通枝のまわりに少量の筋体を付けたまま挙上した MS-2 TRAM flap

で部分切除術は，近傍の穿通枝皮弁や局所皮弁を用いる volume replacement surgery といった oncoplastic surgery[7]のテクニックを用いて再建されることが多い．一方，マイクロサージャリーを用いて行われる再建は基本的には全摘術に対して行われることが多く，利用可能な残存する乳房皮膚量と乳房サイズに従って，皮弁が選択される．

1．欠損範囲からみた皮弁の選択（乳房皮膚の欠損が大きい場合）

乳房皮膚の欠損が大きくなる場合，もしくは利用可能な残存乳房皮膚量が期待できないものとしては，次の 3 つが想定されるので，それに応じて皮弁が選択される．

A．比較的広範囲の皮膚欠損を伴う 1 次 1 期再建

1 次 1 期再建が選択されるケースでは，基本的には皮膚の合併切除が大きくなるケースはあまりみられないことが多い．このようなケースでは乳房サイズに応じて，DIEP flap, MS-TRAM flap, PAP flap などを選択し，必要ではない皮弁皮膚は脱上皮して用いる．しかし，皮膚浸潤の強いケースにおいては乳腺全摘にとどまらず，皮膚広範囲切除になるケースも認められる．このような場合は，乳房再建というよりも，胸壁再建に近いため，広範囲皮膚欠損を被覆可能な DIEP flap や MS-TRAM flap が第 1 選択となる（図 1）．

B．2 次 1 期再建

Tissue expander（TE；組織拡張器）を用いず

に，全摘後に一旦平旦化した乳房欠損部位を 1 期的に再建する場合は 2 次 1 期再建と呼ばれる（図 2-a）．通常，全摘時に用いられた瘢痕を再切開して皮弁を移植するための母床を作るが，その際にある程度収縮，瘢痕化した残存乳房皮膚を剝離し，upper pole と lower pole のポケットを作成する．頭側は健側の乳房の立ち上がりを参考にし，上胸部のそげ感がでない位置までを剝離範囲とする．皮弁量が豊富な DIEP flap などでは十分に頭側ポケットから組織の充塡が可能である．固定は通常 3-0，4-0 などの吸収糸を用いて頭側にきれいな円弧状に皮弁が配置されるように 4〜6 針程度で固定する．尾側については同じく健側とのミラーイメージとなるように乳房下溝のラインをマーキングし，乳房下溝の範囲までの剝離にとどめる．乳房下溝を越えて剝離すると術後に皮弁の重みでさらに乳房下溝が尾側に移動することがあるために，乳房下溝もしくはやや高めのラインまでの剝離とする．尾側に関しては皮弁の自然な下垂にまかせて配置し，特に固定は行わない．また内側も固定を行わないと皮弁が外側に流れてしまい，形態が悪くなることがあるため，吸収糸を用いて3〜4針固定する．採取可能な皮膚が限られる PAP flap や LAP flap を選択した場合には，生じる皮膚欠損の高さと幅を術前にシミュレーションしておく必要がある．また全摘時の切開瘢痕が比較的頭側寄りの場合も，生じる皮膚欠損が upper pole 寄りになる（図 2-b）．PAP flap などでは

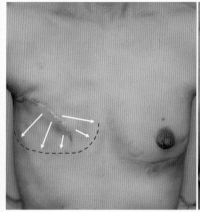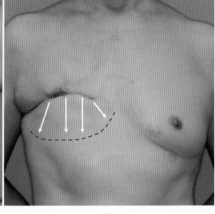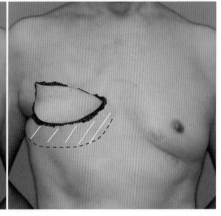

a | b | c

図 2.

a：前回の瘢痕と lower pole が近く，皮島の露出部とボリュームが必要な部位がほぼ一致する．

b：前回の瘢痕と lower pole が遠く，皮島の露出部は頭側で，ボリュームが必要な部位はかなり尾側となる．

c：PAP flap の皮膚と脂肪の分布だと皮膚不足部位に皮島を出すと，白斜線部のボリュームが得られなくなる．

a | b

図 3.

a：放射線治療の影響で皮膚に色素沈着を認め，皮膚自体も硬く，広範囲に皮膚を置換する可能性が示唆される症例

b：PAP flap や上図のような LAP flap といった採取皮膚に制限のある皮弁ではボリュームが足りたとしても，皮膚不足に陥る可能性がある．

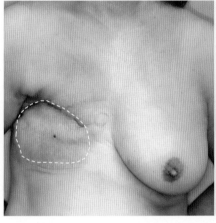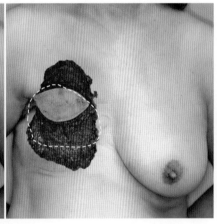

upper pole 寄りの皮膚欠損に皮弁を配置すると，皮弁に付随するボリュームが頭側にきてしまい，lower pole の十分なボリューム感を出すことができない（図 2-c）．逆に upper pole に不要なボリュームが偏位してしまい，形態として非常にバランスの悪い乳房となってしまう．

C．放射線照射後の 2 次再建

放射線照射後の乳房皮膚は瘢痕化と線維化で皮膚の伸びが非情に悪くなるために，TE による皮膚拡張が期待するほど良好に得られないため，2 次 1 期再建とした方がよい．照射の影響を強く受けた乳房皮膚を皮弁皮膚と置換し，柔らかく，健側と同程度のボリューム感のある乳房を再建することになるため，大きな皮膚組織を持つ皮弁が選択される．場合によっては lower pole 全体の残存乳房皮膚を全置換する必要があるため（図 3-a，b），やはり大きな皮膚量を確保できる DIEP flap が第 1 選択となる．

2．乳房サイズからみた皮弁の選択

DIEP flap は小さな乳房から大きなサイズの乳房まで適応範囲が広いが，そのような DIEP flap においても向いている患者，向いていない患者があるために，その適応について述べる．

A．DIEP flap が向いている患者

DIEP flap は，トリミングや折り込みなどの皮弁の修飾が容易であり，小さい乳房から大きな乳房まで，ほとんどあらゆるタイプの乳房再建に適応がある．この点が他の皮弁にない大きなアドバ

ンテージである．一方，次のような患者では術前評価，プランニングをしっかり行ってから検討する．

• 腹腔鏡の手術歴や帝王切開の瘢痕がある患者

　腹腔鏡手術や虫垂炎程度の瘢痕であれば，DIEP flap を用いた再建に対してほとんど影響がないと考えている．虫垂炎術後瘢痕周囲は拘縮によって脂肪厚がいくらか減少し，周囲の血流が落ちていることがあるので，虫垂炎瘢痕の反対側である左側を中心に皮弁を使用する．注意を要するのは帝王切開瘢痕である．縦切開の場合には，DIEP flap をどの程度利用するかに応じて術前のプランを検討する必要がある．片側程度のボリュームで足りる場合には左右どちらかの良好な穿通枝を選択し，通常通りの挙上を行う．その際に帝王切開の正中瘢痕に近接する穿通枝を選択した場合，しばしば炎症や瘢痕化の影響で穿通枝剝離の際に難渋することがあるので注意を要する．

　一方，Zone 2 まで必要な場合には，臍下から縦瘢痕までの距離がある程度保たれ，瘢痕に近接しない穿通枝を複数含めることで解決する場合と，反対側の血管茎も剝離して，皮弁内吻合が必要なケースがある．再建に必要なボリュームについて術前に検討し，上記術式の可能性についてインフォームドコンセントを行っておく．横切開であれば基本的には問題ないが，閉創の際に瘢痕の影響で創部が思ったほど寄らず緊張がかかり，術後に部分的な創離開をきたすこともある．また，皮弁の縦方向の幅を取り過ぎないようにデザインの際に注意する．

B．DIEP flap が向いていない患者

　次の 2 つの場合には DIEP flap での再建が向いていないと考え，他の方法を検討する．

• 将来的な出産希望がある患者

　DIEP flap を用いた乳房再建後に妊娠出産が問題なく行うことができたという報告[7]も散見されるが，本邦においては日本形成外科学会は推奨していない方法であり，不明な点も多いために非常に慎重に適応を検討すべきである．

• 乳房サイズが比較的大きいにも関わらず，腹部に脂肪がない患者

　乳房の projection がしっかりありながら，腹部が非常にスリムな患者では，術前にエコーを行うことでおよその脂肪厚を測定し，採取する皮弁の大部分を使うことで乳房サイズに相当する脂肪が採取可能かどうか検討する．腹部がスリムな場合，皮弁の Zone 1〜4 までを全て使わないとボリュームが不足することがあるため，広範囲の血流範囲を確保する目的で皮弁内吻合の可能性も検討する．ほぼ全ての皮弁を用いたとしても不足する場合には他の方法を検討する．

3．乳房サイズからみた DIEP flap 以外の皮弁の選択

A．小〜中等度のボリュームの乳房

　小〜中等度のボリュームの乳房では，通常は有茎広背筋皮弁が用いられることが一般的である．しかしアジア女性においては，特に乳房サイズが小さいような痩せ型，小柄な女性では背部の皮下脂肪は薄いことが多く，再建乳房サイズを確保するために，しばしば広背筋のボリュームにも頼ることとなる．広背筋に期待してボリュームを付加する場合，術後に筋体がどの程度萎縮するか予想することが難しく，思った以上にボリュームが減少し，患者が不満をもつことも少なくない．また瘢痕を下着のバックストラップに隠れるようにする工夫もあるが，比較的長い瘢痕が背部にくるために，この瘢痕に対して抵抗感を持つ女性もいる．そこで筆者は，採取できる脂肪量が背部より多く，採取される皮弁の形態も近く，瘢痕が大腿内側の後内側に隠れる PAP flap を小〜中等度の乳房サイズの再建に用いている．

• PAP flap が向いている患者・向いていない患者

　PAP flap は大腿内側から幅 6〜8 cm，長さは最長で 16〜18 cm 程度まで採取可能である．筆者らは穿通枝を皮弁の中央に，場合によっては複数含めることができるために縦デザインとしている．大腿内側後面に脂肪があるため，乳房サイズが小さい，もしくは上胸部が扁平で lower pole 主体にボリュームがある患者が向いている．しばしば患

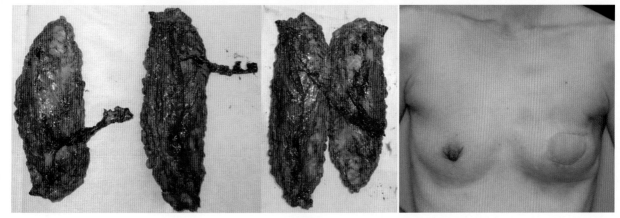

a | b

図 4.

a：マイクロサージャリーを用いて両側から採取した 2 つの PAP flap を
　吻合して 1 つの皮弁として扱う stacked PAP flap

b：PAP flap 再建後．露出した皮島の色素沈着が目立っている．

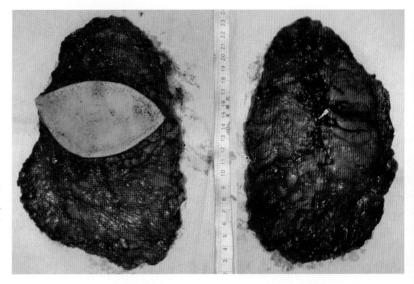

図 5.
表面と裏面からみた LAP flap
皮島は限られるものの，DIEP flap と同
様にボリュームのある皮弁として挙上
が可能である．インプラントのような
形態をもち，形作りの点でもメリット
がある．

者は脂肪と一緒にその下の筋体もボリュームにな
ると勘違いして希望する場合があるので，皮下脂
肪の厚みをエコーなどで評価し，適応の有無を説
明する必要がある．PAP flap は左右両側で採取で
きるので，異時両側乳癌などに対して，将来的に
対側の再建が必要になった場合に，同じ再建材料
で行うことができるのが強みである．両側から採
取し，皮弁同士をマイクロサージャリーを用いて
繋げて用いる stacked PAP flap（図 4-a）にするこ
とで，ボリュームを稼ぐことや，不足しがちな上
胸部のボリュームを補うことも可能である．

一方で，皮膚が広く必要な症例では，大腿内側
の皮膚は乳房皮膚と比べると皮膚色が暗いため

に，大腿内側の色素沈着が強い患者では，皮弁の
選択時にカラーマッチの点を説明しておく必要が
ある（図 4-b）．特に両側の PAP flap を用いる場合
は，カラーマッチの不良が目立つために，適応を
よく検討する必要がある．

B．中～大きなボリュームの乳房

DIEP flap 以外の遊離皮弁で大きなボリューム
が採取できるのは，LAP flap と，2 つの PAP flap
をマイクロサージャリーを用いて結合して用いる
stacked PAP flap となる．特に DIEP flap を用い
た後に，異時両側乳癌を生じ，同じく自家組織再
建を希望する患者に対して，LAP flap はボリュー
ムの観点から有用である（図 5）．

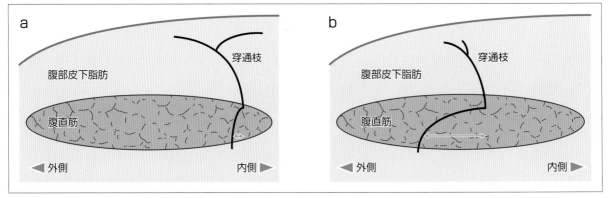

図 6. 腹部造影 CT における穿通枝の走行のシェーマ
実際には1枚のスライスで，このように穿通枝走行の全体像が見えることはない．
わかりやすいように1枚のイラストにしている．
　a：穿通枝が内側寄りで皮下脂肪の広がりが良く，筋体内走行が短いタイプ
　b：穿通枝が外側寄りで皮下脂肪の広がりも外側主体，筋体内走行が長いタイプ

・LAP flap や PAP flap が向いている患者・向いていない患者

　LAP flap は腰部から幅5〜6 cm，長さは最長で14 cm 程度まで採取可能である．アジア女性ではこの部位も痩せている方も少なくないが，上殿部の SGAP 領域に近いところまで脂肪組織を採取することができるので，患者によっては DIEP flap と同程度の組織量を採取することができる．乳房ボリュームがあり組織量が必要な一方，将来的な妊娠希望がある患者，腹部に手術歴を認め DIEP flap を採取するのに問題がありそうな広範囲の瘢痕がある患者，腹部は脂肪が少ないものの，腰部では脂肪が豊富な患者に適応があると考えている．

術前準備

　DIEP flap，LAP flap では腹部造影 CT が可能であるならば，撮影しておく．造影剤アレルギー，喘息や甲状腺疾患などの併存症から撮影が困難な場合には，造影 CT がなくても手術は可能である．術前に造影 CT の評価があると，DIEP flap では左右の腹部でどちらの穿通枝を中心とした場合に，内側寄りの広がりが良好で太い穿通枝を入れることができるか，また特に腹直筋内の走行が短く剝離が容易な穿通枝を選択することが可能となる（図6-a）．内側寄りの広がりが良好な穿通枝を

用いることで皮弁片側となる Zone 1＋3 だけでなく，正中を越えて Zone 2 までを含めた Zone 1＋2＋3 まで血流が良好な皮弁挙上が可能になることが期待できる．一方，穿通枝が外側列を起源とし外側寄りで皮下組織での広がりが悪く，筋体内走行が長いものは避ける（図6-b）．同じく LAP flap においても，左右のどちらの穿通枝がより太い口径を持っているか評価可能である．

　次にエコーであるが，もし SIEA flap などを利用する場合には術前に必ずその走行と太さをエコーで確認することが重要である．造影 CT において SIEA にある程度の太さが確認された場合（図7-a），事前に詳細な走行と太さを知ることができるため（図7-b），術中の血管の同定が容易となり，予想外の血管損傷を避け，複数の動脈や静脈を含めるといった手術デザインが可能となる．当科では 48 MHz のエコープローベを使っている．また，PAP flap や LAP flap では次に述べるペンシル型ドップラーと合わせて穿通枝の部位を同定する目的でエコー検査を行っている．

　ペンシル型ドップラーによる検査は，術前日もしくは術当日に行い，穿通枝の位置を複数マーキングしておく．DIEP flap においては，造影 CT 画像を参考に，内側列相当の穿通枝を1〜2個程度確保しておく．多くの穿通枝をマーキングをしてし

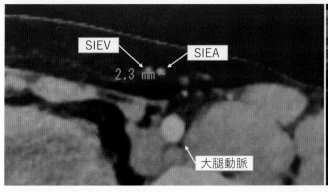 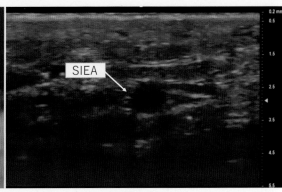

a | b

図 7.

a：造影 CT 画像．大腿動脈から立ち上がり，浅筋膜上を走行する計測上約
2.3 mm の SIEA を認める．SIEV も伴走している．

b：48 MHz 超高周波超音波エコー画像．皮下約 2.2 mm の深さに 0.8 mm
程度の太さの SIEA を認めている．図 7-a とは別症例である．

まうと，実際の手術の際に迷いが生じてかえって煩わしくなってしまう．造影 CT が撮影できない場合には，臍より尾側の正中よりで，比較的ドップラー音が明瞭なものをマーキングしておく．PAP flap では通常 2〜3 か所にドップラー音が聴取される．LAP flap では 1〜2 か所の穿通枝が聴取されるのでマーキングしておく．

どの皮弁においても，最終的に腹部の左右の穿通枝が同じ程度に太さや走行が良好な場合，どちら側を用いるかが問題となる．再建乳房と同側の腹部（穿通枝）を中心とする場合，皮弁を縦配置にすると皮弁の血管茎は内胸動静脈側に配置されるため，血管茎は長い必要はない．一方，再建乳房と対側の腹部（穿通枝）を用いる場合，血管茎は皮弁を横断するので，長さが必要となり，深下腹壁動静脈を根部近くまで剝離する必要が生じる．しかし配置的に浅下腹壁静脈が内胸静脈側にくるために，皮弁が鬱血した場合，浅下腹壁静脈を用いたサルベージが行いやすい．これらを総合して，左右どちらの DIEP flap を選択するのかを決める．

PAP flap においては，あまり左右の影響はなく，穿通枝の配置と可能であれば足の付け根側の方が脂肪の厚みがあるために，穿通枝の位置と併せてそれが乳房の外側に配置されやすい方を選ぶ．また ICG 蛍光造影法を用いることができる場合には，大腿内側部のリンパ流をマーキングし，リンパ流が少ない方を選択している．

LAP flap においては，まずは CT 画像上，より穿通枝が太い方を選択する．左右が同程度の太さの場合，もしくは造影 CT が撮影できない場合は，穿通枝は内側側に存在していることが多いため，再建の反対側から採取するとよい．

特別な手術道具の準備

ルーペの使用：マイクロサージャリーを要する穿通枝皮弁の手術においては，血管剝離の際にルーペの使用を推奨する．倍率は 2.5 倍程度で十分である．穿通枝まわりや筋体内の剝離の際に，細い枝などはルーペがあることで同定と処理が容易で確実になる．

止血のためのクリップ（図 8-a）：穿通枝まわりや筋体内の細い枝は，止血用のクリップを用いると，容易に処理できるため，術者のストレスを軽減し，結紮の確実性を上げ，手術時間の短縮につながる．さらに細い枝の場合には，組織に張り付かない non-stick タイプのバイポーラーの使用も有用である．

開創器と牽引のフック：細かな血管の剝離と枝の処理を安全，確実に行うためには術野が安定していることが重要となる．助手に筋鉤をもっても

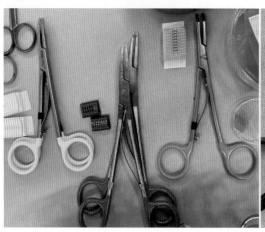
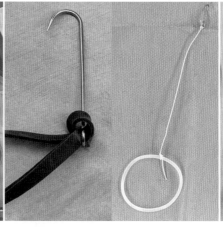
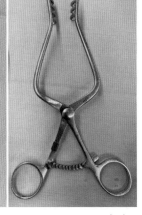

図 8.　　　　　　　　　　　　　　　　　　　　　a｜b｜c

a：止血のためのクリップ．左からサイズ小(白)，中(濃い青)，大(薄い青)
b：手術用フック．サイズ大(左)，サイズ小(右)，輪ゴムを介して牽引する．
c：一般的な手術用開創器

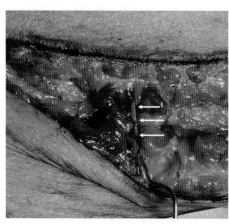
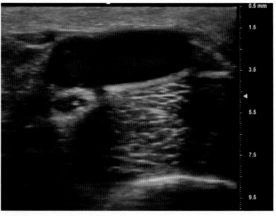

図 9.　　　　　　　　　　　　　　　　　　　　　a｜b

a：剝離同定された SIEV
b：48 MHz 超高周波超音波エコー画像．静脈は内部にモザイクパターンと呼ば
　れる内部パターンと皮膚をプローブで押し込むと扁平に潰れることから容易
　に判断できる．

らうよりは，牽引フック(図 8-b)や開創器(図 8-c)を用いて術野を展開する方が安定した状態を維持しやすい．助手の疲労を防ぎ，術者の好みに応じたテンションを術野にかけることができるために有用であると考えている．

各皮弁における手術のポイント

1．DIEP flap

• 浅下腹壁静脈(superficial inferior epigastric vein；SIEV)の確保

DIEP flap を選択した場合，経験的に SIEV をドレナージ静脈として用いることで鬱血した皮弁を救済し得たということが少なくない．そこで常に SIEV を 3〜4 cm 程度皮弁の創縁から確保し(図 9-a)，これを皮弁に含めておく．術前エコーが可能であれば，走行をマーキングし，深さのイメージを持っておくと剝離が容易になる(図 9-b)．エコーがない場合には，大腿動脈を鼠径部で触れるところの頭側付近の皮膚切開部において，皮膚と浅筋膜の間の脂肪織内で同定できる．SIEV を不必要に長く剝離すると，鼠径部尾側の脂肪層を深く剝離することとなり，リンパ管を損傷し，術後に腹部に遷延するリンパ貯留を生じる原因となる．このため，長い SIEV が必要な時に

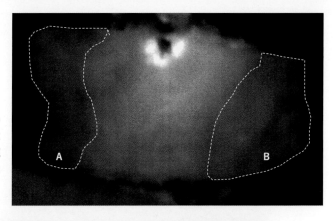

図 10.
A, B 領域とも造影はされるが，造影濃度が低い
領域．A は Zone 2 から 4 への移行領域，B は
Zone 1 から 3 への移行領域．A 領域は通常は破
棄されるが，B は本来は濃い造影効果を期待した
い領域である．

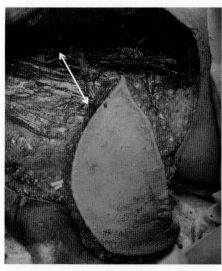

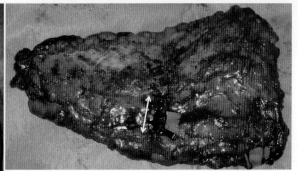

図 11.
a：皮弁を手前に引きながら，血管茎を深部に向かって剝離するた
め，血管茎が伸ばされ長く見えてしまうことがある．
b：血管茎が長く見えたからと途中で剝離を止めてしまうと，切り
離した際に思ったよりも，かなり短かったということがある．

は，vein graft を考慮した方がよい．

• **血流範囲の評価**

　DIEP flap のように大きな皮島で挙上する皮弁
については，合併症を減らすためにもできる限り
インドシアニングリーン蛍光造影法（ICG 蛍光造
影法）を用いる方がよい．内側列の比較的太い穿
通枝を含めると通常は Zone 1,3 は問題なく造影
される．また Zone 2 も全領域もしくは多くの領
域が造影され，安全に皮弁を挙上することができ
る．ICG 蛍光造影によって 2 段階程度のグラデー
ションで造影される場合は，術後の脂肪硬化を避
けるために造影濃度が濃い範囲のみを使うのがよ
い（図 10）．再建範囲に応じて造影効果の弱い部位
を用いざるを得ないこともあるが，全く造影が得
られない部位を使用すると明らかに脂肪硬化や創
感染をきたすことが多いため，使用を避けるべき
である．

2．PAP flap

　PAP flap の血管茎の剝離は技術的に比較的難
しいため，注意が必要である．血管茎の走行自体
は大内転筋内を直線的に走行しているが，深部に
至るにつれて，ワーキングスペースが狭くなるた
め，大小様々な筋体への枝の処理が煩雑となる．
このような条件下で，血管茎の剝離操作は皮弁を
手前に引くような形で行うため，血管茎が手前に
牽引され，実際の長さよりも長く見えてしまう
（図 11-a）．そのため，比較的太い筋肉への枝が見
えてきたところで，十分な長さと太さの血管茎が
得られたと誤認してしまい，切り離し後に想定し
たよりも短い血管茎しか確保できなかったという
事態に陥ることがある（図 11-b）．そのような場合
は皮弁の動脈血管径が 1 mm 以下で，内胸動脈と
の口径差などが大きくなる．したがって，深部に
向かって剝離を進め，根部に至るまで剝離を行
い，8～10 cm の長さの血管茎が十分に確保できた

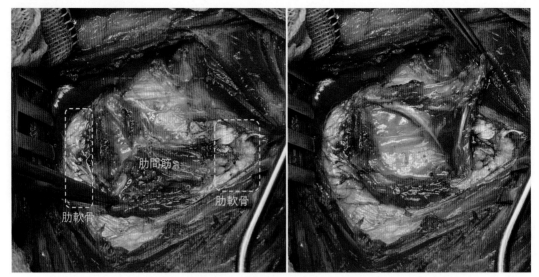

図 12.
a：第 3 肋間アプローチ．肋軟骨間に存在する肋間筋を保持
b：肋間筋を一部翻転．その下に脂肪織を認め，手前に動脈，奥に静脈
　がわずかに認識される．

ことをしっかりと確認することがポイントとなる．

さらに PAP flap では 2 本の伴走静脈の間に交通枝がはっきりしない場合もあるため，可能な限り，静脈は 2 本縫合する方がよい．明らかな交通枝が存在しないにもかかわらず 1 本しか静脈を吻合しなかった場合に，術後に皮弁の赤みの遷延，ドレナージ不良による脂肪硬化や萎縮に至った症例を経験している．

3．LAP flap

LAP flap を選択した場合，グラフトを追加するかどうかを術前に決めておいた方がよい．これはグラフトの使用の有無により，体位変換や手術の手順などが変わってくるためである．グラフトを行わない場合は，仰臥位もしくは側臥位にて皮弁の採取から始める．皮弁を採取し，ドナーの閉創後に仰臥位に変換して，レシピエント血管を剥離し，血管吻合を行った後に皮弁の縫合を行う．グラフトを用いない場合，血管茎は深部まで剥離しても 4〜5 cm の長さの血管茎しか確保できないため，血管吻合の難易度が上がる．Opsomer ら[10]が報告しているように深部の剥離操作によって，知覚枝の損傷のリスクもあるために十分な注意が必要である．

筆者らはグラフトを前堤に LAP flap を使用し

ている．その場合，まず仰臥位にて，腹部小切開から深下腹壁動静脈のグラフト採取と内胸動静脈のレシピエント血管の準備を行う．その次に腹臥位として皮弁の採取を行う．ドナーの閉創時に，別テーブルで顕微鏡下にグラフト血管と LAP flap の血管茎の吻合を行う．グラフトを行うことが前堤となるので，LAP flap の血管茎の剥離操作自体は，穿通枝の血管茎がマイクロサージャリーを用いて吻合可能な太さが得られた時点で終了とする．血管茎の長さは 2〜3 cm となるがグラフトを行うので十分である．その後，再度仰臥位に戻り，LAP flap にグラフトした深下腹壁動静脈と内胸動静脈の血管吻合を行う．

レシピエント血管の準備と
マイクロサージャリーの実際

1．内胸動静脈の剥離同定

内胸動静脈の剥離同定には，肋軟骨間からのアプローチと肋軟骨下のアプローチの 2 つの方法がある．肋軟骨間からアプローチする場合，第 3 肋間の肋間筋を上下の肋軟骨から外すように切除し（図 12-a），その下の脂肪織の中に肋間動静脈を同定し，剥離する（図 12-b）．肋軟骨下からアプローチする場合は，第 4 肋軟骨の軟骨膜を展開し，肋

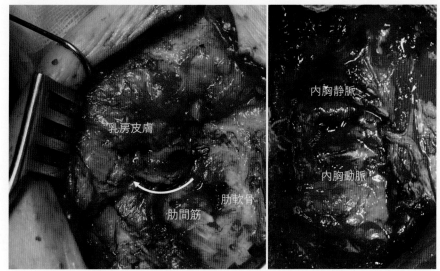

図 13.
a：肋間筋を貫いて乳房皮膚に立ち上がる内胸動静脈からの皮膚穿通枝．特に静脈の発達がよい．
b：手前に内胸動脈，奥に内胸静脈を認めている．本ケースでは有意な静脈は 1 本のみであった．

骨をリウエルなどで外した後に，軟骨膜を切除し，その下にある脂肪織内に内胸動静脈を同定し剥離する．肋軟骨下からのアプローチは，肋軟骨間からのアプローチと比較してワーキングスペースが確保しやすく，十分な太さの内胸動静脈が得られ，移植皮弁の血管茎との配置がよいため，こちらの方が安全に手術を行える．この際に，しばしば内胸動静脈から立ち上がる皮膚穿通枝を認めることがあるが（図13-a），これを損傷すると止血にかなり難渋することがあるため，皮膚穿通枝は丁寧に処理することを心がける必要がある．いずれの方法にしろ，内胸動静脈の損傷を怖がって，外側からアプローチし過ぎると，肋間筋下の脂肪層が薄いところに入ってしまい，胸膜を損傷するリスクが生じる．そのため胸骨から 3〜4 cm 程度の距離からアプローチしてゆくのがよい．解剖学的には静脈 2 本とその間に動脈 1 本が同定されることが多いが，実際には内胸静脈の 1 本は細いことや，アプローチしたレベルによっては 1 本しか存在しないこともしばしばである（図13-b）．もし吻合に適する静脈が 1 本しかなく，皮弁静脈を 2 本吻合したい場合は逆行性吻合を考慮してもよい．同じく，動脈の逆行性吻合も考慮する．もし内胸動静脈を損傷してしまった場合には落ち着い

て 1 肋骨もしくは 1 肋間上げて，再度剥離操作を行えばよい．

2．胸背動静脈の同定

胸背動静脈を乳房再建に用いる場合，やや深いところに位置するため，もともとの切開だけでは十分なワーキングスペースが確保されない場合は，皮切の延長も躊躇せずに検討する．胸背動静脈はやや攣縮しやすい傾向があるため，キシロカインや塩酸パパベリンといった薬剤も用意しておく．1 次 1 期再建などで，外側胸動静脈が既に剥離されており，ある程度の長さが簡単に確保できる場合は，この血管も非常によいレシピエント血管になり得る．

3．マイクロサージャリー

周囲の乳房皮膚が壁のように血管吻合のための術野を狭めてきたり，比較的大きな皮弁が手の置き場の邪魔になるなど，症例によってはマイクロサージャリーの術野が，深く狭く感じられることがある．適宜フックや開創器を用いることでワーキングスペースが確保できるように周囲組織をよける工夫が重要となる（図14-a）．それでも厳しい場合には皮膚切開を追加することも必要な場合がある．あるいは，第 4 肋軟骨だけでなく，尾側か頭側の肋軟骨を 5〜6 mm 程度取り除くだけでも

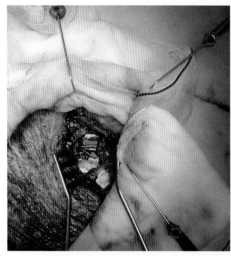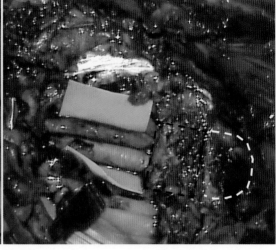

a | b

図 14.

a：マイクロサージャリー時のワーキングスペースを作るために，適宜フッ
ク，開創器を使い周囲皮膚をよけておく．
b：さらにワーキングスペースが必要な場合は，黒点線の肋間筋を追加切除
し，白点線の肋軟骨を切除することで2倍程度まで拡大することができる．

（図 14-b），血管の長さがさらに確保されるため
に，慣れないうちは躊躇なく行ってよい．このよ
うにマイクロサージャリーを用いた血管吻合の
ワーキングスペースがやや狭いことから吻合血管
を裏返すことが難しいこともある．Back wall テ
クニック（図 15-a）や静脈吻合に関しては血管縫
合器の利用（図 15-b）が有用なことも多い．血管吻
合時には M.Q.A.® といった手術用吸水スポンジの
利用や，ヤセック吸引嘴管® など直接微小血管を
吸引できる器具の利用も有効である．静脈の吻合
において，微小血管縫合器は 1.5 mm 以上のカプ
ラーサイズのものを用いることができると判断さ
れた場合に使用している．1.0 mm 以下の場合は，
手縫いの方が縫合部位で静脈の血管壁が拡張しや
すいと考えているので，9-0 ナイロンもしくは 10-
0 ナイロンを用いて手縫いによる端々吻合を用い
ている．深下腹壁静脈と内胸静脈との吻合であれ
ば，通常カプラーサイズ 1.5，2.0，2.5 mm を用
いることが多い．ICG 蛍光造影法を用いることが
できる場合には，吻合後に ICG 蛍光造影法を用い
て皮弁に対して良好な造影効果が得られているか
確認を行う．
　最後に血管吻合後，乳房形態を整えた後の閉創
時にも注意が必要である．乳房再建では特に整容

性の観点から，皮弁の皮膚を露出させることをた
めらって，露出皮弁を小さくする傾向がある．こ
れにより皮膚縫合に緊張がかかり，内圧が高まる
ことで静脈が圧迫され，鬱血の原因となることが
ある．また，小さ過ぎるモニター皮弁はしばしば
色調などの判定が困難となり，術後の皮弁血流の
評価がわかりにくくなることがある．

術後管理

　基本的には，術翌日で座位，術後 2 日で歩行開
始として，術後 7 日で臍以外を抜糸し，術後 8 日
で退院としている．一方，肥満気味の患者など下
肢静脈血栓症のリスクが高いと思われる患者では
術翌日より歩行開始としている．
　抗凝固療法とプロスタンディン製剤は，術中，
特に問題なく経過した患者においては用いていな
い．一方，術中の血管吻合において縫い直しが
あった症例や静脈が細い，もしくは襞が薄い症例
などでは，プロスタンディン製剤を 120 μg/day
で，ヘパリン製剤を 5,000 U/day で術後 5 日程度
使用している．

参考文献

1）武石明精：【乳房再建術 update】MS2 TRAM flap

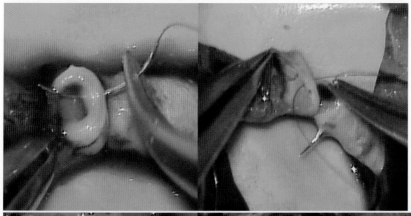

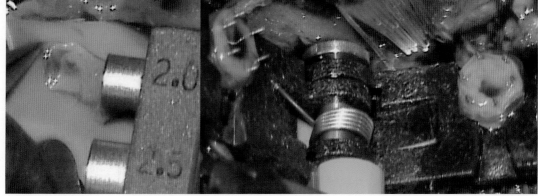

図 15.

a：内胸動脈に対する Back wall テクニックを用いた動脈吻合
b：内胸静脈に対する微小血管縫合器を用いた静脈吻合

a
b

による乳房再建　血管解剖と安全な挙上法.
PEPARS.　**84**：43-49, 2013.

2）Blondeel, P. N.：One hundred free DIEP breast reconstructions：a personal experience. Br J Plast Surg. **52**：104-111, 1999.

3）Yano, T., et al.：The feasibility of harvesting an innervated profunda artery perforator flap for breast reconstruction. Plast Reconstr Surg Glob Open. **27**：e3160, 2020.

4）Opsomer, D., et al.：The lumbar artery perforator flap in autologous breast reconstruction：initial experience with 100 cases. Plast Reconstr Surg. **142**：1-8, 2018.

5）佐武利彦ほか：上殿動脈穿通枝（S-GAP）と胸背動脈穿通枝（T-DAP/TAP）の pure perforator flap を用いた乳房再建術. PEPARS.　**10**：79-85, 2006.

6）佐武利彦ほか：皮弁の実際（5）上・下殿動脈穿通枝皮弁. 形成外科. **58**：649-659, 2015.

7）小川朋子，野呂　綾：ドナーサイトの負担が少ない volume replacement surgery. Oncoplast Breast Surg.　**4**：60-69, 2019.

8）Bhat, W., et al.：Pregnancy in the early stages following DIEP flap breast reconstruction—a review and case report. J Plast Reconstr Aesthet Surg. **63**：782-784, 2010.

9）佐武利彦ほか：【乳房再建のコツ—整容的観点から—】浅下腹壁穿通枝皮弁（SIEA flap）を用いた乳房再建術. PEPARS.　**10**：72-78, 2006.

10）Opsomer, D., et al.：The lumbar artery perforator flap in autologous breast reconstruction：initial experience with 100 cases. Plast Reconstr Surg. **142**：1-8, 2018.

PEPARS　No.179：88-98，2021

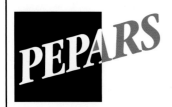

◆特集／マイクロサージャリーの基礎をマスターする
デジタル顕微鏡(外視鏡・ビデオ顕微鏡)を用いた血管吻合・リンパ管吻合のポイント

市川　佑一*

Key Words：デジタル顕微鏡(digital microscope)，外視鏡(exoscope)，4K3D モニター(4K3D monitor)，エルゴノミクス(Ergonomics)，3D モニター補助下マイクロサージャリー(3DMAM)

Abstract　　近年，3D モニター上にデジタル変換した画像を 3D メガネで観察しながら手技を行う新しいコンセプトの顕微鏡が開発され，脳外科領域を中心に導入されてきている．本邦で使用可能な同タイプの手術用顕微鏡は 7 機種存在し，外視鏡やビデオ顕微鏡という名称で販売されているが，我々はこれらの機器を光学顕微鏡と対比した表現のデジタル顕微鏡と称している．同機種を用いての 3D モニター補助下でのマイクロサージャリーは，手術姿勢に無理がなく身体的負担が軽減されるが，双眼レンズを覗いて術野をみる光学顕微鏡との違いに戸惑う声も少なくない．また手技には一定の慣れが必要なためラーニングカーブの存在が指摘されており，この原因として Hand-eye coordination(手と視覚の協調運動)と microscopic task における終局動作が関与している．筆者は早くから 3DMAM の可能性に注目し，使用可能な全機種を用いてその特性の比較や課題の検討を行ってきた．本稿ではその経験を踏まえ，デジタル顕微鏡を用いたマイクロサージャリーにおけるポイントについて解説する．

はじめに

　光学顕微鏡はカール・ツァイス社が変倍システム付き手術用顕微鏡 Opmi 1 を 1951 年に開発以後，少しずつ形や性能を変えながら手術用顕微鏡としてマイクロサージャリーを支えてきた[1]．しかし近年の超高精細モニターの開発やイメージセンサーの性能の向上により，3D モニター上に投影した撮影画像を 3D メガネで観察しながら手技を行う 3D モニター補助下マイクロサージャリー(3D monitor assisted microsurgery；以下，3DMAM)が可能な手術用顕微鏡が開発され(図1)，欧米の脳外科を中心に導入が進んでいる[2]．同タイプの機種は外視鏡やビデオ顕微鏡と本邦で

は称されているが，欧米では Robotic digital microscope と称されることも多く，我々もこのデジタル技術を駆使した新しいコンセプトの顕微鏡は光学顕微鏡と対比した表現としてデジタル顕微鏡と総称するのが適当と考えており本稿でも使用する．このデジタル顕微鏡を用いた 3DMAM に関しては，すでに標準化されたモニター下内視鏡手術や 3D メガネを用いる DaVinci 手術と類似する点もあり，光学顕微鏡からの移行はそれほど難しくないという報告もある[3]．しかしマイクロサージャリーに求められる手技の繊細さや対象となる血管はこれらの手術とは異質なため，実際に 3D メガネと 3D モニターの組み合わせでどこまで繊細な手技が可能か定かではない．また目下にある術野を双眼レンズ越しに直接見ながら手技を行う光学顕微鏡に慣れた外科医にとって，1 m 以上離れた場所の 3D モニターを見ながら手元で手技を行う 3DMAM に対し違和感を感じる声も少なく

* Yuichi ICHIKAWA，〒113-8431　東京都文京区本郷 3-1-3　順天堂大学附属順天堂医院形成外科，助手

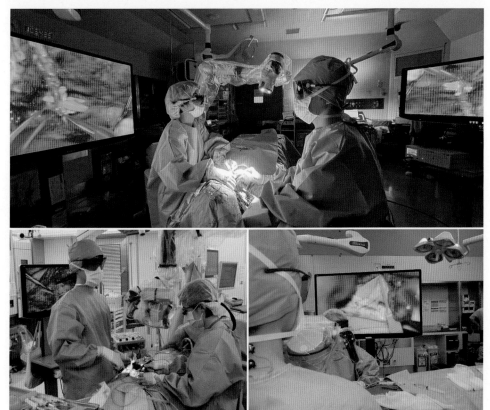

図 1. 3D モニター補助下マイクロサージャリー中の写真
a：ORBEYE を用いて座位で血管吻合の準備をしている様子
b：HawkSight を用いて立位で皮弁挙上を行っている様子. 助手は拡大鏡を使用してサポート
c：HawkSight を用いて血管吻合中の術者目線. 本症例では鏡体を下げてモニター視野から外している.

ない.

しかし，デジタル顕微鏡の多くは鏡体と術者の視軸は独立した関係のため，光学顕微鏡のように双眼レンズに合わせた無理な手術姿勢を強いられることがなく，外科医の身体的負担が軽減されるという大きな利点がある[3][4]. また，これまでの光学顕微鏡では術者と助手のみで共有されていたクローズドな世界が，モニター上で手術室の全員が術野を共有できるオープンな世界に変わることになり，スムーズな手術進行やレジデントの教育に関してもメリットが大きいことから，将来的には多くの施設で光学顕微鏡からデジタル顕微鏡への移行が進むと考えている.

筆者は 3DMAM の可能性に早期から着目し，2018 年 8 月から使用可能な機種を全て使用してその性能を比較し報告してきた[5]~[7]. その経験を踏まえ，デジタル顕微鏡の基本的知識から考慮すべき特性，また実際の手術時のポイントや機種ごとの適性について解説する.

立体視のメカニズムと注意点

まず基本的知識として，デジタル顕微鏡の立体視の仕組みについて述べる.

光学顕微鏡では，対物レンズが捉えた実体像は鏡筒内で結像レンズを通った後に，左右の接眼レンズで拡大されて立体像として観察される. それに対しデジタル顕微鏡は，デジタル変換された撮影画像が 3D モニター上では左目用と右目用とに水平ライン毎に割当てられた後に，パターニングされた偏光板や位相差板等のフィルターを通さ

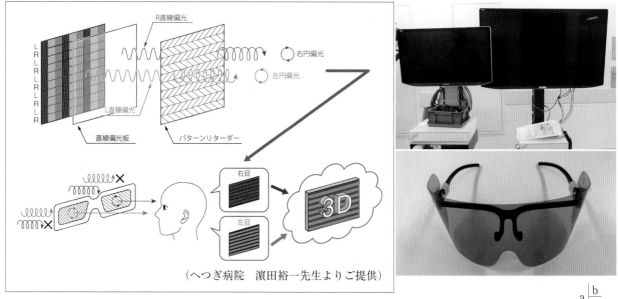

図 2. 円偏光式 3D モニターの原理と 3D メガネ
a：円偏光式 3D モニターの原理．ディスプレイに直線偏光板とパターンリターダーからなる
　フィルターを装着すると，右目用映像には右円偏光，左目映像には左円偏光が掛かる．この
　映像を観察者はモニターと同じ円偏光と直線偏光特性を持った眼鏡を掛けることにより，モ
　ニターに 1 ラインおきに表示された右用・左用画像を見ることが出来て 3D として認識する．
b：55 インチと 31 インチの 3D モニターは多くの機種で同一メーカーを使用している．
c：ORBEYE 用で用いる 3D メガネ

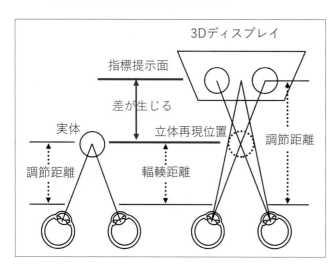

図 3.
3D モニターにおける眼疲労の要因
調節距離と輻輳距離は実物注視の状態では左
図のように一致するが，3D モニターにおいて
は，調節距離は実視標である視標提示面，輻
輳距離は立体再現位置となりそれぞれが乖離
する．これは 2 眼式 3D 映像の原理的問題で
あり，眼疲労が起こりやすい要因である．

れ，その画像を 3D メガネで見ることで立体視と
して認識される（図 2）．3D メガネには，左のレン
ズには左目用の，右のレンズには右目用の映像が
入るように偏光機能がついており，モニター画面
を斜めから見てしまうと左右で位相が違う映像と
なり遠近差が生じるため立体視に歪みが生じる．
そのため 3DMAM を行う際は自分の正面にモニ
ターを置くことが必要であり，角度をつける場合

でも 30° 程度に収めておけば違和感なく手技がで
きる．立体視に関してはそもそも個々の眼科的素
因も関係するとも言われており，立体視に重要な
眼の調節反応と輻輳反応に影響を与える左右の視
力差や斜視・斜位がある場合は，まずその解決が必
要となる．また 3D モニターに関し注意すべき点と
して，実像を見る時には起こらない輻輳距離と調節
距離の不一致による両眼視差が生じるため，眼疲

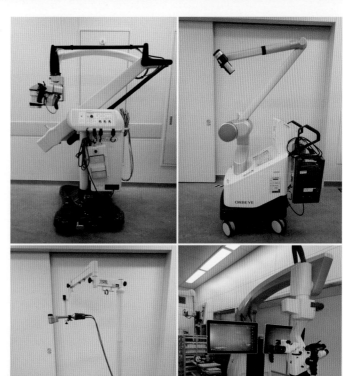

図 4.
デジタル顕微鏡の分類
　a，b：鏡体が高性能のビデオカメラの構
　　　造となっている Video Camera 型
　　a：HawkSight
　　b：ORBEYE
　c：カメラヘッドが内視鏡のコンセプト
　　　に近い Exoscope 型．光源や電気信号は
　　　ケーブルで伝達される．
　d：光学顕微鏡と同じ形状の Hybrid 型．
　　　双眼レンズと幅広のアームが装着され
　　　ている．

労を誘引しやすいとされている（図3）．そのため
ストレスが少ない快適視差の範囲内に収まるよう
にモニターと自分との間に適切な距離を取る必要
があり，55 インチのモニターであれば 2 m 程度，
31 インチであれば 1 m 程度の距離をとって観察
する方がよいとされている．

デジタル顕微鏡の種類と重要な性能

　現在本邦では7種類の3DMAMが施行可能な顕
微鏡が承認されている．

　筆者はデジタル顕微鏡の分類に際し，その形状
や元々の起源によって3タイプに分類している
（図4）．

1．Video Camera 型

　高性能のデジタルビデオ機能を内蔵．鏡体・
アーム・支柱は一体化している．術者の視野に鏡
体が邪魔にならないよう焦点距離は比較的幅広く
設定されている．Olympus 社は外視鏡やビデオ顕
微鏡，三鷹光器社は4K3Dビデオ顕微鏡と呼称し

ている．
　例：ORBEYE（Olympus 社），Kestrel View2/
　　　HawkSight（三鷹光器社）

2．Exoscope 型

　内視鏡のコンセプトを応用した軽量化されたカ
メラヘッドが特徴．外視鏡（exoscope）と言われて
いる．同一メーカーの内視鏡とも互換性があり術
中に併用が可能．カメラヘッドは専用アームで術
野に固定され，接続ケーブルでカメラシステム及
び光源のユニットとつながる．
　例：Vitom3D（Karl Storz 社），Visionsense
　　　（Medtronic 社）

3．Hybrid 型

　光学顕微鏡と同様に双眼レンズがついているた
め，双眼レンズ下とモニター補助下の両方で手術
が可能．ただし鏡筒とハンドルがモニター視野の
邪魔になるため，あえて3DMAMを選択する機会
は多くない．
　例：Kinevo900（Carl Zeiss 社），ARveo（Leica 社）

表 1. ４K３D モニター対応のデジタル顕微鏡の代表的機種の比較

商品名	Vitom3D	ORBEYE	HawkSight	Kinevo900
会社	Karl Storz	Olympus	三鷹光器	Carl Zeiss
鏡体(カメラヘッド)				
分類別	Exoscope 型	Video Camera 型		Hybrid 型
顕微鏡本体の重量	1 kg	216 kg	250 kg	365 kg
最大倍率	30 倍	26 倍	110 倍	26 倍
焦点距離(mm)	200–500	220–550	200–1000	200–625
ライトの種類	LED	LED	LED	キセノン
希望販売価格(推定)	2500 万円	5000 万円	4000 万円	4890 万以上

本稿ではこの中で代表的な 4 機種について比較する(表 1).

機種の性能を比較する上で重要な要素は，焦点距離，ズーム機能，撮像素子(イメージセンサー)の性能，さらに焦点深度といった項目であり，画像の解像度や立体感に大きく影響してくる.

まず焦点距離は，術者のモニターを見る視界に鏡体やアームが重ならないために重要である．この中では特に HawkSight の焦点距離は 20～110 cm と極めて幅広く設定され，かつズーム機能も優れていることから，鏡体を自由な高さに配置できるという大きな利点がある．Vitom3D と ORB-EYE は，焦点距離の幅はそれほど広くない代わりに，鏡体が非常に小さいため，どこの高さにあっても視界の邪魔になりにくい特徴がある．Kinevo900 などの Hybrid 型は，光学顕微鏡と同じ構造のため鏡筒・ハンドル・アームなど全てのパーツが大きく，視界から外すためには鏡筒をかなり上方に配置する必要がある．その場合には十分な光学ズーム機能が必要となるが，現行のモデルでは強拡大が必要な時にやや不十分な印象がある.

次にズーム機能・撮像素子に関しては，各社が製品紹介で表示している最大倍率は，光学ズームにデジタルズームをかけ合わせた数字である可能性に注意が必要である．デジタルズームの場合は画像情報をモニター画面上で拡大表示しているだけのため,4K 相当であっても倍率を上げていくと解像度はやや低下する(図 5)．またモニターもサイズが大きいほど解像度が高くなるわけではないため，1 ピクセルあたりの画像情報が密なサイズの小さい助手用モニターの方が鮮明に感じることもある．形成外科のマイクロサージャリーの場合は最大倍率時の解像度が重要になることが多いため，倍率の数字だけを比較基準にせず，実際にモニター上の解像度を確認するとよい.

焦点深度に関しては各社のデータが非公開なため比較が難しいが，現行のデジタル顕微鏡においては,光学顕微鏡に比べると少し劣る印象がある．ただ価格帯の高いハイエンドな機種は画像処理の段階で焦点深度の設定調整が可能であるなど，デジタル化した顕微鏡ならではの細かい設定調整で

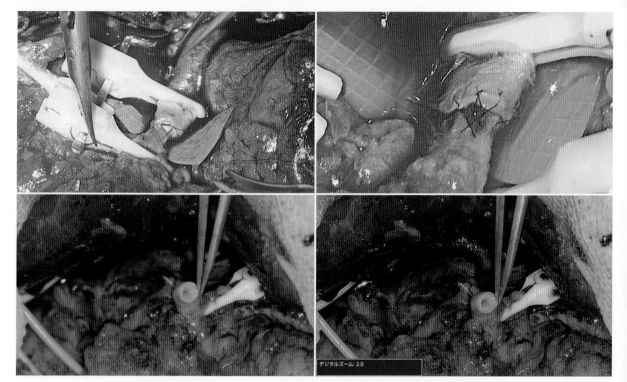

図 5. 機種の性能により異なる光学→デジタルズーム移行時の解像度変化
　a，b：HD3D 対応機種における，光学ズーム最大倍率時(a)とデジタルズーム
　　最大倍率時(b)の違い．明らかに右の画像(b)は粗さが目立ち，ザラザラした
　　印象である．水面でのハレーションも強い．
　c，d：4K3D 対応機種における光学ズーム(c)とデジタルズーム 2 倍時(d)の
　　比較．焦点のあっている組織を比べると右(d：デジタルズーム)は多少のザ
　　ラつき感を認めるが，HD ほど画質差を認めていない．

対応できる場合もある．また ORBEYE のように
優れたオートフォーカス機能が利用できるため焦
点調整のストレスが少ない機種がある一方で，
Vitom3D のようにハンドスイッチで焦点や倍率
調整が必要な機種もある．脳外科では，内視鏡や
腹腔鏡のようにスコピストを置く施設もあるよう
だが，狭い焦点深度内での微調整を執刀医以外が
行うのはあまり現実的ではない．焦点深度に関し
てはまだ改善の余地がある項目のため，今後の各
機種の性能向上が期待される．

3DMAM におけるポイント(総論)

1．セットアップの重要性

　3DMAM をストレスなく行うためには，デジタ
ル顕微鏡本体とモニター 2 台の配置のレイアウト
が重要である(図 6)．

　配置や角度の微調整が必要な機器が多くセット
アップ完了までに時間がかかることに加え，一度
手技を開始した場合にはコードや周辺機器の問題
から配置を大きく変更することは難しいため，手
術前からある程度全ての配置を決めておく方がよ
い．

　乳房再建や頭頸部再建などでは患者を挟んで術
者と助手が向かい合うレイアウトが基本である
が，術者の位置が左右のどちら側かが決まると必

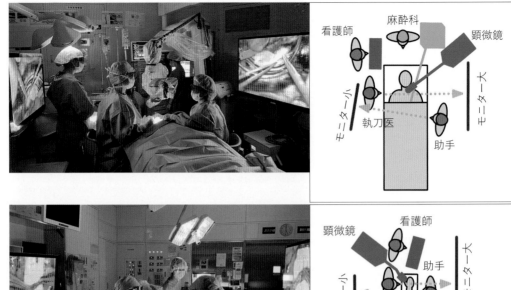

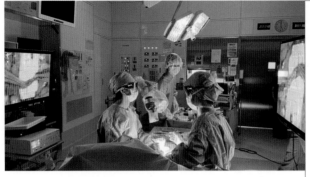

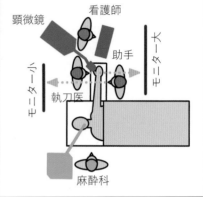

図 6. 手術中のレイアウト：頭頸部再建とリンパ管静脈吻合
$\frac{a}{b}$

a：右頸部での血管吻合．頭側に麻酔科がいる場合は狭いスペース内に機器をうまく
　配置する必要がある．部屋は暗くして看護師の手元のみ無影灯で照らしている．看
　護師は術者の右下に位置してもよい．HawkSight を使用

b：左上肢での LVA．前腕の場合は術者が遠位に，上腕の場合は術者が近位に位置す
　る．助手は術者の視界を避けて座るため，多少姿勢にストレスを感じる．

然的に術者用モニターの位置がその正面に決定さ
れる．次に助手が術者正面の左右どちらに位置取
るかによって後の顕微鏡の位置が決定されるが，
筆者の助手は利き手が右のため，右手がサポート
に入りやすい術者正面の右手に位置する．その上
で顕微鏡のアームや鏡体がそれぞれの術者の視界
を妨げない配置を考えると，術者の左前方か左側
方から顕微鏡を入れると都合がよい．助手は執刀
医用モニターに重ならないよう少し角度をつけて
位置する必要があるため，助手用モニターも斜め
に配置されることになるが，ある程度であれば立
体視の支障は生じていない．

2．Hand-eye coordination（手と視覚の協調運動）と learning curve への理解

認知機能の 1 つに「Hand-eye coordination（手
と視覚の協調運動）」という要素がある．3D モニ

ター上に強拡大された対象に手技を行う際には，
高度な眼と手の協調運動が必要であり，この認知
機能への親和性が 3DMAM への移行のポイント
である．モニターサージャリーのように microsco-
pic task が必要な状況において，目標に対する自
分の手の位置決めの動作は，一般的に「移動動作」
と目標付近での正確な位置決めのための「終局動
作」とに分けられる．終局動作は，小さい対象ほ
ど，モニター上の拡大率が高いほど，動作に費や
す時間が長くなるため，髪の毛より細い糸を強拡
大下で取り扱う形成外科は，高度な Hand-eye
coordination が求められている[8]．筆者の自施設の
データでは，頭頸部再建における血管吻合にかか
る時間は，3DMAM の方が動脈・静脈ともに 5 分
程度長い結果となっており，ビデオ解析ではこの
原因は諸々の手技の移動動作と終局動作にかかる

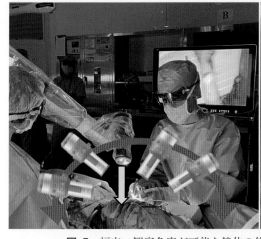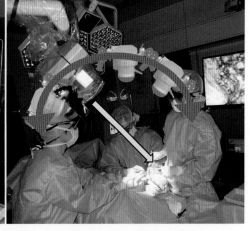

図 7. 幅広い観察角度が可能な鏡体の使用による無理のない手術姿勢の実現

a：ORBEYE の鏡体は小さく関節の可動域も広いため，様々な方向から観察が可能である．写真で術者は術場をみているが，3DMAM は顕微鏡と違い視線を下げるだけで直接術野の確認が可能である．

b：HawkSight の鏡体はやや大きいが，その分超高倍率なため上方から鏡体に角度をつけて観察が可能である．

余分な時間の積み重ねであった．具体的には，5番鑷子で血管壁に触れる動作，血管の刺入位置に針先を当てる動作，針や糸を5番鑷子で掴む動作，助手が剪刀で糸を切る動作などで少しずつ遅れが生じていた．3DMAM はもともと手技に慣れるまでの learning curve の存在が指摘されており，同じ Hand-eye coordination が重要な内視鏡や腹腔鏡手術の訓練機器であるボックストレーニングや VR シミュレーターは練習法の1つである．

3．ストレスレスな手術姿勢

3DMAM への移行で，最も恩恵を得るのは術者の身体的負担である．光学顕微鏡では，まず対象に合わせて鏡筒と双眼レンズの位置が決定され，それに合わせて術者の体勢が決定される，いわば接眼レンズ主導の手術姿勢が求められてきた．その点 3DMAM は，自分の好きな位置にモニターを配置できるため術者主導で手術姿勢を決めることが可能になった．これにより，鏡体に角度が必要な顎下部や腋窩部などのこれまで観察困難な部位においても，モニターを見ながら行える 3DMAM であればストレスのない姿勢で手術を行うことができる（図7）．実際に自施設臨床研究における先行データでも，頸部・上背部・下背部・腰部の筋疲労度測定では，頸部・上背部において 3DMAM

の方が疲労度の少ない傾向となっており，術者の身体的負担の軽減につながると期待している．今後導入を検討する場合には，光学顕微鏡との身体的疲労感の違いにも注目してほしい．

3DMAM におけるポイント（各論）

1．標準的な血管吻合の場合

遊離皮弁術における標準的な血管吻合（内径 2～3 mm）であればどの機種でも対応できる．開始直前に確認しておくとよい項目は下記の4つである．

① 症例に応じた鏡体の最適位置（高さ）

② 光学ズームにおける最大倍率時とデジタルズームを加えた場合の解像度の違い

③ 色調設定の調整

④ 助手のサポートの可否

① は，吻合血管の大きさやズームの性能とモニターとの位置関係に応じて決定される．② は，例えば内膜の様子を詳細に観察したい場合や微細な枝や小孔からの出血があった場合など，強拡大の観察が必要な際には光学ズームに加えてデジタルズームが必要な場合がある．4K 対応のハイエンド機種であればデジタルズームでもそれほど解像度は落ちないが，機種によっては逆効果の場合も

あるため，開始前に一度確認しておくとよい(図5)．③は，機種によって赤みや明度を変えられたり，コントラストや輪郭を強調できたりと光学顕微鏡と比べると細かい設定が調整可能なため，自分の好みや症例に応じて設定を変更するとよい．④は，光学顕微鏡よりも少し角度がついた位置から助手がサポートする必要が出てくるため，サポート技術に環境要因も加わり助手の力量の差が出やすい．開始前に助手がサポートしやすい体勢や配置かどうかを確認しておくとよい．

次に，術中にスムースな手技を行うためポイントを2つ挙げる．
⑤ 術野における「移動動作」の感覚の把握
⑥ 「終局動作」時間の短縮のため，接着点を利用した術野の立位関係の把握

モニターを見ながら行う手技で最も戸惑う点は目標までの距離感が掴みにくいことであり，慣れないうちは画面上に針先や鑷子が現れてくるまで慎重に手を進める場面が多くなる．この手元から目標物までの「移動動作」の距離感が掌握できると手技にもリズムがでてくるため，早々に把握できるとよい．目標物に達するための最後の位置調整動作である「終局動作」に関しては，立体感に課題が残る3DMAMでのスムースな手技の鍵と言える．手技がうまくいかない典型的な動作パターンは，糸を掴んだつもりが高低差が合っていなかった，針先を外壁に当てたはずが実際はまだ到達していなかった，といったいわゆる空振りの類であるが，これはモニター画像を立体認識する脳内と実際の術野での目標対象物の位置関係とにずれがあることで生じている．そのため筆者は，片手の器具はなるべく目標対象物自身，もしくは近接するものに触れておき，その接点の位置情報を頼りに術野での立位関係をイメージするようにしている．いわば，術野における基準点を意図的に作ることでモニター上の視覚と術野での触覚による立体感覚を合致させて手技を行うよう心がけている．

2．条件の悪い血管を吻合する場合

3DMAMで難しい血管吻合としては，焦点深度の浅さと立体感の弱さが表面化する，下記の3つの場面である．
⑦ 垂直方向の血管吻合
⑧ 呼吸性変動の影響を受ける血管吻合
⑨ 内膜が蛇行している血管の吻合時

⑦⑧の吻合の際には，焦点深度が浅い機器の場合は前壁に焦点が合っていても後壁はぼやけてしまうことがあるため，針先で後壁を引っ掛けないように十分注意が必要である．⑨の際は，蛇行している内膜の部分を運針時に剥離させないように，的確に針先の刺入点を決定する必要がある．もちろん光学顕微鏡でも難しい条件ではあるが，3DMAMは機種によっては拡大時に解像度が低下する場合があるため，性能の限界に達した際に対応に困る場面が起こり得る．その場合は，見たい所が鮮明に見えなくとも，手先の感覚で安全に運針を完了できるようなエキスパート技術を駆使して手技を行うしかない．他の工夫としては，血管と周囲に色調のコントラストがあると立体感が増すため，濃い色のバックグラウンドを血管裏面に置くことや，血だまりや水気があるとLEDライトの反射が強まるため，コメガーゼやMQAを使用して水分を吸収させることも微力ながら効果がある．また繰り返しになるが，色調や輪郭などの細かい設定調整が役立つこともあるため，細かい設定に精通できると心強い．

3．リンパ管静脈吻合・スーパーマイクロサージャリー

リンパ管静脈吻合(以下，LVA)やスーパーマイクロサージャリーに関しては，現在のラインナップではハイエンドのデジタル顕微鏡であるORBEYEもしくはHawkSightが安全に手術を行うことができる機種と考える．ORBEYEの場合はSony社との共同開発により高性能のイメージセンサーが内蔵されており，高い解像度や優れたオートフォーカス機能といったリンパ管静脈吻合に必要な機能が内蔵されている．HawkSightの場

合は，天体望遠鏡を開発している三鷹光器社の技術を駆使した超高倍率なズーム機能と操作性に優れたフットスイッチがある．使用した印象では，どちらも最短焦点距離時の最大倍率時はLVAに十二分に対応できる解像度があり，またインドシアニングリーンを用いての吻合部開存評価が十分可能な観察機能を備えているが，色味や焦点距離などは細かな違いがある．なお，LVAのような超繊細手技の際は立体感をなるべく表現できる条件がよいため，鏡体は低い位置にセットして焦点距離を短くし，モニターも自分から適度な距離（適正距離は各インチにより異なる）に配置するのがよい．上肢，特に肘付近のLVAの場合は助手の位置調整が難しいが，図4のレイアウトのように助手が患者よりに近接して座れば対面からサポートに入ることができる．また手術室全体を暗くすると没入感が増して立体感が得られるため，当施設では最近は暗室のような環境で手術をしている．

まとめ

デジタル顕微鏡を用いたマイクロサージャリーにおけるポイントについて解説した．

実際にどの機種を選ぶかに関しては，他科との併用事情，行う手術の内容，価格帯，術者の年齢層といった様々な他の要素によっても判断基準が異なるため，一様に判断することは難しい．また海外ではAcecrap Aeos®（BBRAUN社）やMODUS V™（Synaptive社）といった本邦で未承認の機種も実用化されており，今後も新しいデジタル顕微鏡が市場にでてくると考えると，現時点で光学顕微鏡からデジタル顕微鏡への移行が妥当とも断言できないため，将来的な移行に備えてHybrid型を購入して慣れておくのも1つの考え方である．しかしいずれにしろ，欧米では形成外科医の大半が頸部・背部・腰部の筋骨格系障害を認めていることが社会的問題と指摘されているため[9)10)]，外科医の身体的負担を軽減するという大きな利点があるデジタル顕微鏡への移行は必然の流れと捉える．

我々は，今新しいマイクロサージャリーのスタイルの時代へと足を踏み入れており，形成外科においても積極的にこの新しい手法を取り入れていく必要があると考えている．

参考文献

1) Uluc, K., et al.：Operating microscopes：past, present, and future. Neurosurg Focus. 27：E4, 2009.

2) Oertel, J. M., et al.：Vitom-3D for exoscopic neurosurgery：initial experience in cranial and spinal procedures. World Neurosurg. 105：153-162, 2017.
   Summary 外視鏡型のデジタル顕微鏡を用いた脳外科手術症例についてまとめた最初の論文．

3) Ahmad, F. I., et al.：Application of the ORBEYE three-dimensional exoscope for microsurgical procedures. Microsurgery. 40(4)：1-5, 2019.
   Summary 形成外科領域で初めて光学顕微鏡との比較をまとめた論文．

4) Pafitanis, G., et al.：The exoscope versus operating microscope in microvascular surgery：a simulation non-inferiority trial. Arch Plast Surg. 47：242-249, 2020.
   Summary 3Dモニター補助下でのマイクロサージャリーの手技に関して，モーションキャプチャーなどを用いてlearning curveがあるか等を検討した論文．

5) Ichikawa, Y., et al.：Potential advantages of using three-dimensional exoscope for microvascular anastomosis in free flap transfer. Plast Reconstr Surg. 144：726e-727e, 2019.

6) 市川佑一ほか：デジタル顕微鏡を用いた3Dモニター補助下マイクロサージャリー時代への潮流. 形成外科. 64：1162-1171, 2021.
   Summary デジタル顕微鏡に関して総説した形成外科領域で初めての論文．

7) Ichikawa, Y., et al.：Initial experience of 4K-three-dimensional digital microscope for lymphaticovenular anastomosis. Plast Reconstr Surg. in press.

8) 宮代信夫ほか：Microscopic taskにおける眼と手の協調とその運動特性について. 人間工学. 25：33-39, 1989.
   Summary 顕微鏡など拡大表示された対象に対する人間の動作に関し，眼と手の協調とその運動

について検討し解析した論文.

9) Khansa, I., et al.：Work-related musculoskeletal injuries in plastic surgeons in the United States, Canada, and Norway. Plast Reconstr Surg. **41**：165e-175e, 2018.
Summary 形成外科医がいかに後背部の筋骨格

系障害を患っているか報告したセンセーショナルな論文.

10) Howarth, A. L., et al.：Work-related musculoskeletal discomfort and injury in microsurgeons. J Reconstr Microsurg. **35**：322-328, 2019.

第 65 回日本形成外科学会総会・学術集会

会　　期：2022 年 4 月 20 日(水)〜 22 日(金)

　　　　　（前日に理事会，評議員会，春季学術講習会を開催します）

会　　長：上田晃一(大阪医科薬科大学形成外科学教授)

会　　場：ザ・リッツカールトン大阪、ハービスホール他

　　　　　〒 530-0001　大阪府大阪市北区梅田 2-5-25　TEL：06-6343-7000

テーマ：形成外科とテクノロジーの融合

演題募集方法：インターネットによるオンライン演題募集

募集期間：2021 年 9 月 13 日(月)〜 10 月 29 日(金)

学術集会ホームページ：https://convention.jtbcom.co.jp/jsprs2022/index.html

併　　催：The14th World Congress of The International Cleft Lip and Palate Foundation
　　　　　CLEFT OSAKA2022

＊第 65 回日本形成外科学会総会学術集会の参加者には CLEFT OSAKA2022 参加費の減額設定があります。

学会事務局：

　　大阪医科薬科大学形成外科学教室内

　　〒 569-8686　大阪府高槻市大学町 2-7

　　TEL：072-683-1221(内線 6895)　FAX：072-683-3721

運営事務局(お問い合わせ先)：

　　株式会社 JTB コミュニケーションデザイン　事業共創部　コンベンション第二事業局内

　　〒 541-0056　大阪府大阪市中央区久太郎町 2-1-25　JTB ビル 7 階

　　TEL：06-4694-8869　FAX：06-4964-8804

　　E-mail：jsprs65@jtbcom.co.jp

◀詳細は学会 HP を
　チェック！

The14th World Congress of The International Cleft Lip and Palate Foundation CLEFT OSAKA2022

会　　期：2022 年 4 月 20 日(水)〜 22 日(金)

会　　長：上田晃一(大阪医科薬科大学形成外科学教授)

会　　場：オーバルホールほか(毎日新聞大阪本社ビル)

　　　　　〒 530-0001　大阪府大阪市北区梅田 3-4-5　TEL：06-6346-8351

演題募集方法：インターネットによるオンライン演題募集

学術集会ホームページ：https://convention.jtbcom.co.jp/cleft2022/

併　　催：第 65 回日本形成外科学会総会学術集会

＊CLEFT OSAKA2022 に参加登録費には、第 65 回日本形成外科学会総会学術集会の参加費を含みます。

学会事務局：

　　大阪医科薬科大学形成外科学教室内

　　〒 569-8686 大阪府高槻市大学町 2-7

　　TEL：072-683-1221(内線 6895)　FAX：072-683-3721

運営事務局(お問い合わせ先)：

　　株式会社 JTB コミュニケーションデザイン　事業共創部　コンベンション第二事業局内

　　〒 541-0056 大阪府大阪市中央区久太郎町 2-1-25　JTB ビル 7 階

　　TEL：06-4694-8869　FAX：06-4964-8804

　　E-mail：jsprs65@jtbcom.co.jp

◀詳細は学会 HP を
　チェック

FAX による注文・住所変更届け

改定：2015 年 1 月

毎度ご購読いただきましてありがとうございます.

読者の皆様方に小社の本をより確実にお届けさせていただくために，FAX でのご注文・住所変更届けを受けつけております．この機会に是非ご利用ください．

◇ご利用方法

FAX 専用注文書・住所変更届は，そのまま切り離して FAX 用紙としてご利用ください．また，注文の場合手続き終了後，ご購入商品と郵便振替用紙を同封してお送りいたします．**代金が 5,000 円をこえる場合，代金引換便とさせて頂きます．**その他，申し込み・変更届けの方法は電話，郵便はがきも同様です.

◇代金引換について

本の代金が 5,000 円をこえる場合，代金引換とさせて頂きます．配達員が商品をお届けした際に，現金またはクレジットカード・デビットカードにて代金を配達員にお支払い下さい(本の代金＋消費税＋送料)．(※年間定期購読と同時に 5,000 円をこえるご注文を頂いた場合は代金引換とはなりません．郵便振替用紙を同封して発送いたします．代金後払いという形になります．送料は定期購読を含むご注文の場合は頂きません)

◇年間定期購読のお申し込みについて

年間定期購読は，1 年分を前金で頂いておりますため，代金引換とはなりません．郵便振替用紙を本と同封または別送いたします．送料無料，また何月号からでもお申込み頂けます.

毎年末，次年度定期購読のご案内をお送りいたしますので，定期購読更新のお手間が非常に少なく済みます.

◇住所変更届けについて

年間購読をお申し込みされております方は，その期間中お届け先が変更します際，必ずご連絡下さいますようよろしくお願い致します.

◇取消，変更について

取消，変更につきましては，お早めに FAX，お電話でお知らせ下さい.

返品は，原則として受けつけておりませんが，返品の場合の郵送料はお客様負担とさせていただきます．その際は必ず小社へご連絡ください.

◇ご送本について

ご送本につきましては，ご注文がありましてから約 1 週間前後とみていただきたいと思います．お急ぎの方は，ご注文の際にその旨をご記入ください．至急送らせていただきます．2～3 日でお手元に届くように手配いたします.

◇個人情報の利用目的

お客様から収集させていただいた個人情報，ご注文情報は本サービスを提供する目的(本の発送，ご注文内容の確認，問い合わせに対しての回答等)以外には利用することはございません.

その他，ご不明な点は小社までご連絡ください.

株式会社 全日本病院出版会　〒113-0033 東京都文京区本郷 3-16-4-7 F
電話 03(5689)5989　FAX03(5689)8030　郵便振替口座 00160-9-58753

FAX 専用注文書

年　　月　　日

○印	PEPARS	定価(消費税込み)	冊数
	2022年1月～12月定期購読(送料弊社負担)	42,020 円	
	PEPARS No.171 眼瞼の手術アトラス—手術の流れが見える— 増大号	5,720 円	
	PEPARS No.159 外科系医師必読！形成外科基本手技30 増大号	5,720 円	
	バックナンバー(号数と冊数をご記入ください) No.		

○印	Monthly Book Derma.	定価(消費税込み)	冊数
	2022年1月～12月定期購読(送料弊社負担)	42,130 円	
	MB Derma. No.314 手元に1冊！皮膚科混合薬・併用薬使用ガイド 増大号	5,500 円	
	MB Derma. No.307 日常診療にこの1冊！皮膚アレルギー診療のすべて 増刊号	6,380 円	
	バックナンバー(号数と冊数をご記入ください) No.		

○印	瘢痕・ケロイド治療ジャーナル		
	バックナンバー(号数と冊数をご記入ください) No.		

○印	書籍	定価(消費税込み)	冊数
	イチからはじめる美容医療機器の理論と実践 改訂第2版	7,150 円	
	臨床実習で役立つ形成外科診療・救急外来処置ビギナーズマニュアル	7,150 円	
	足爪治療マスターBOOK	6,600 円	
	明日の足診療シリーズⅠ 足の変性疾患・後天性変形の診かた	9,350 円	
	日本美容外科学会会報 Vol.42 特別号 「美容医療診療指針」	2,750 円	
	図解 こどものあざとできもの—診断力を身につける—	6,160 円	
	美容外科手術—合併症と対策—	22,000 円	
	運動器臨床解剖学—チーム秋田の「メゾ解剖学」基本講座—	5,940 円	
	超実践！がん患者に必要な口腔ケア—適切な口腔管理でQOLを上げる—	4,290 円	
	グラフィック リンパ浮腫診断—医療・看護の現場で役立つケーススタディ—	7,480 円	
	足育学 外来でみるフットケア・フットヘルスウェア	7,700 円	
	ケロイド・肥厚性瘢痕 診断・治療指針2018	4,180 円	
	実践アトラス 美容外科注入治療 改訂第2版	9,900 円	
	ここからスタート！眼形成手術の基本手技	8,250 円	
	Non-Surgical 美容医療超実践講座	15,400 円	

○	書名	定価	冊数	○	書名	定価	冊数
	図説 実践手の外科治療	8,800 円			創傷治癒コンセンサスドキュメント	4,400 円	
	使える皮弁術 上巻	13,200 円			超アトラス眼瞼手術	10,780 円	
	使える皮弁術 下巻	13,200 円			アトラスきずのきれいな治し方 改訂第二版	5,500 円	

お名前　フリガナ ㊞　　　診療科

ご送付先　〒　　－　　　□自宅　□お勤め先

電話番号　　　□自宅　□お勤め先

バックナンバー・書籍合計
5,000円以上のご注文
は代金引換発送になります

—お問い合わせ先—
㈱全日本病院出版会営業部
電話 03(5689)5989

FAX 03(5689)8030

年　　月　　日

住 所 変 更 届 け

お 名 前	フリガナ	
お客様番号		毎回お送りしています封筒のお名前の右上に印字されております8ケタの番号をご記入下さい。
新お届け先	〒　　　　　都道 　　　　　　府県	
新電話番号	（　　　　　　）	
変更日付	年　　月　　日より	月号より
旧お届け先	〒	

※ 年間購読を注文されております雑誌・書籍名に✓を付けて下さい。

☐ Monthly Book Orthopaedics （月刊誌）

☐ Monthly Book Derma. （月刊誌）

☐ 整形外科最小侵襲手術ジャーナル （季刊誌）

☐ Monthly Book Medical Rehabilitation （月刊誌）

☐ Monthly Book ENTONI （月刊誌）

☐ PEPARS （月刊誌）

☐ Monthly Book OCULISTA （月刊誌）

運動器臨床解剖学

大好評

—チーム秋田の「メゾ解剖学」基本講座—

編集	東京医科歯科大学 秋田恵一　二村昭元	2020年5月発行　B5判　186頁 定価5,940円(本体5,400円＋税)

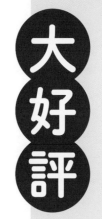
詳しくはこちら！

マクロよりも詳しく、ミクロよりもわかりやすく！
「関節鏡視下手術時代に必要なメゾ(中間の)解剖学」

肩、肘、手、股、膝、足を中心に、今までの解剖学の「通説」を覆す新しい知見をまとめた本書。
解剖学を学ぶ方のみならず、運動器を扱うすべての方必読です‼

目次

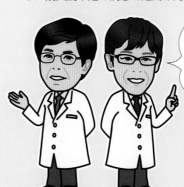
難しすぎずに、今より理解が深まります！

全日本病院出版会　〒113-0033 東京都文京区本郷3-16-4　Tel:03-5689-5989
www.zenniti.com　Fax:03-5689-8030

PEPARS

各号定価 3,300 円(本体 3,000 円+税).ただし,増大号:No. 14, 51, 75, 87, 99, 100, 111 は定価 5,500 円(本体 5,000 円+税),No. 123, 135, 147, 159, 171 は定価 5,720 円(本体 5,200 円+税).
在庫僅少品もございます.品切れの際はご容赦ください.
(2021 年 10 月現在)

掲載されていないバックナンバーにつきましては,弊社ホームページ(www.zenniti.com)をご覧下さい.

click

| 全日本病院出版会 | 検索 |

全日本病院出版会 公式 twitter !!

弊社の書籍・雑誌の新刊情報,または好評書のご案内を中心に,タイムリーな情報を発信いたします.全日本病院出版会公式アカウント @zenniti_info を是非ご覧下さい!!

2022 年　年間購読　受付中!
年間購読料　42,020 円(消費税込)(送料弊社負担)
(通常号 11 冊,増大号 1 冊:合計 12 冊)

PEPARS　No.179

2021年11月15日発行（毎月1回15日発行）
定価は表紙に表示してあります．
Printed in Japan

ⓒ ZEN・NIHONBYOIN・SHUPPANKAI, 2021

発行者　　末　定　広　光
発行所　　株式会社　全日本病院出版会
〒113-0033 東京都文京区本郷3丁目16番4号
　　　　電話 (03) 5689-5989　Fax (03) 5689-8030
　　　　郵便振替口座 00160-9-58753

印刷・製本　三報社印刷株式会社　　電話 (03) 3637-0005
広告取扱店　ⓥ日本医学広告社　　電話 (03) 5226-2791